汉竹编著●健康爱家系列

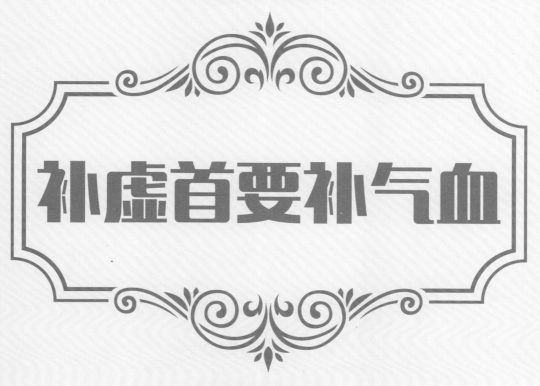

补虚首要补气血

吴中朝／主编

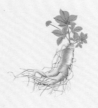

汉竹图书微博
http://weibo.com/hanzhutushu

读者热线
400-010-8811

江苏凤凰科学技术出版社
全国百佳图书出版单位

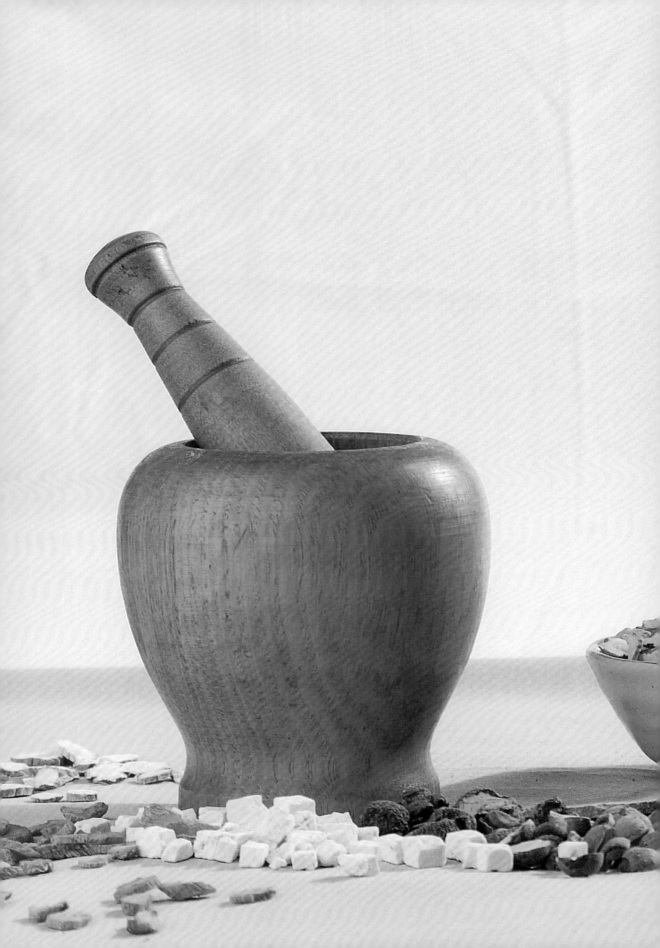

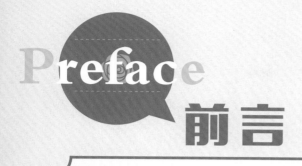

Preface

前言

怎么才能看出我是脾气虚还是肾气虚？

我长得胖是气虚还是血虚？

长得瘦总被别人认为会贫血，这是气血不足的症状吗？

当我们的气血不足了，或者气血失和了，该怎么办呢？

很多人都有这样的经历，明明是脾虚啊，怎么越补越虚呢？其实是方法没找对。

就拿脾虚来说，有的人脾气不足，但也能吃下饭，消化功能也比较正常，这时候，你就可以吃点人参、当归、红枣之类的补气血食物。可是，有的脾虚的人，根本就连饭都吃不下，肚子发胀、身子发肿、舌苔厚腻，这就是典型的湿邪困脾，这种情况就是脾胃的功能不强，不能运化食物。这时候，可以用茯苓、薏仁、陈皮、山楂等食物来健脾。所以，气血失和的时候，不要一股脑儿上来就进补，而是要先了解自己身体的状况，看看是直接补气血，还是通过健脾来间接补气血。

脾是气血的"加工厂"，肾是气血的"银行"，心是气血运行的"发动机"，肺是分配气血的"管家"，肝是气血运行的"枢纽"。气血调养的关键在于平衡五脏。不要让某个脏器过分地"足"，也不要过分地"虚"，只有各个脏器之间的气血协调了、平衡了，才能握住健康的金钥匙。

本书是吴中朝老师三十余年行医手记的结晶，分别从补气、补血、男性、女性、老人、小孩和四季等角度介绍了数百种常见病的居家调养法，涵盖了经络穴位按摩、艾灸、刮痧、拔罐、穴位贴敷和膳食调理等方方面面。这些方法都是中医几百年来总结下来的自然保健疗法，可以让你不打针、不吃药，就能把气血调养好。

Contents
目录

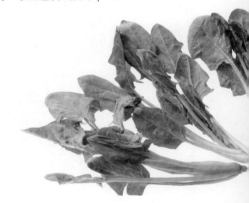

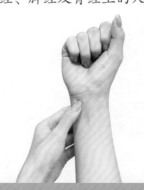

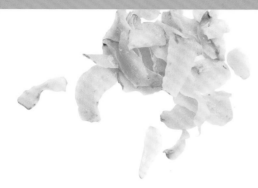

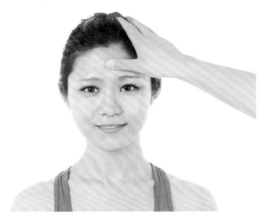

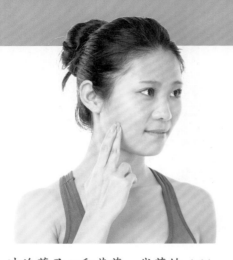

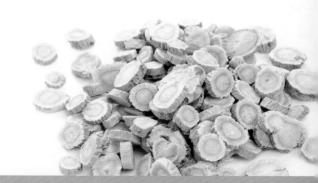

第三章 血虚的人常瘦弱，怎么补

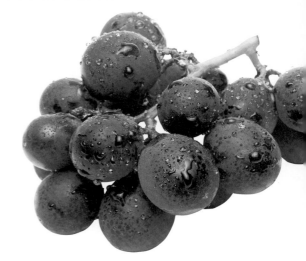

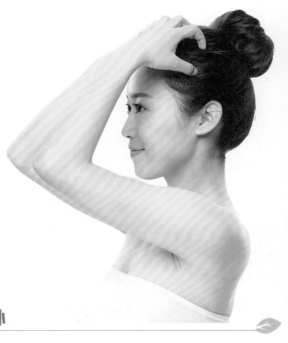

第四章　中老年人气血虚弱，怎么补

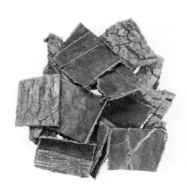

第五章 女人气血虚，气色差老得快

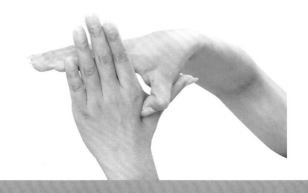

第六章　小孩儿天生娇弱，补足气血少生病

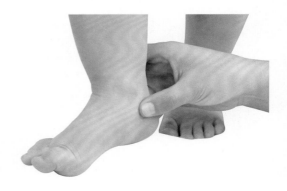

第七章　男人气血虚，总是力不从心

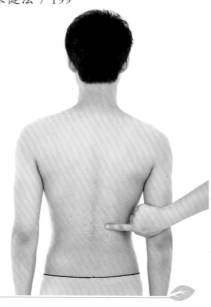

 第八章　一年四季，这样补气血

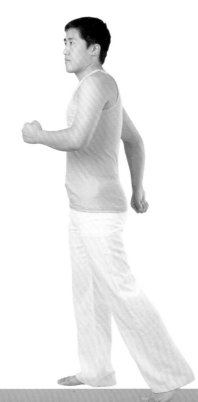

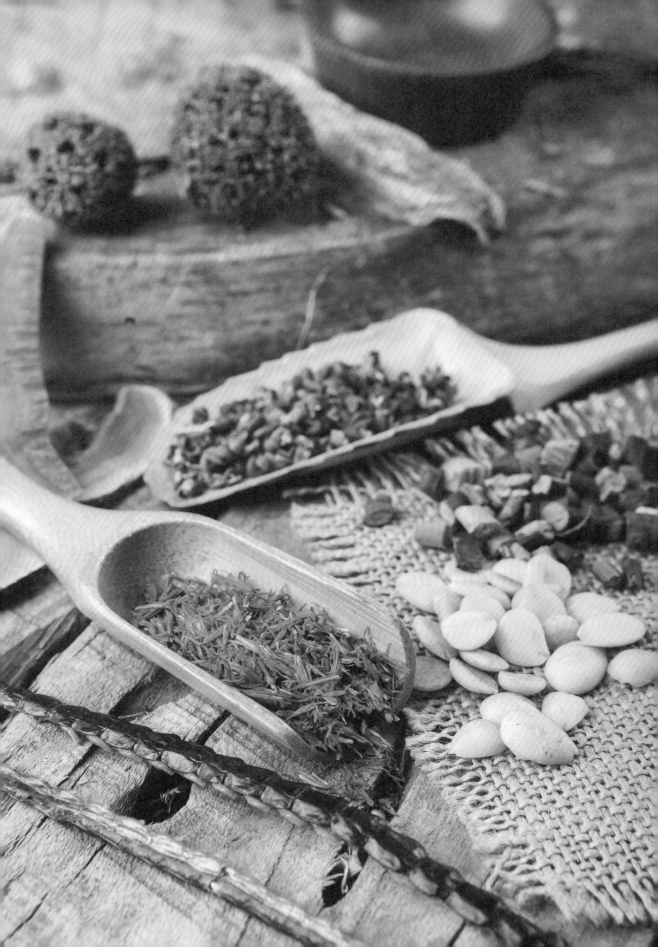

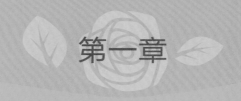

第一章

把丢了的气血
补回来

　　《黄帝内经》云："气血失和，百病乃变化而生。"那么，究竟什么是气血呢？先打个比方，"气血"其实类似于汽车的汽油，如果汽油加满，汽车就能正常使用；反之，汽车就会熄火。通俗地讲，气血是人体的后天之本，人体的五脏、经络、骨骼乃至毛发皮肤都需依赖气血的滋养。

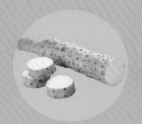 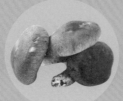 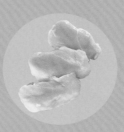 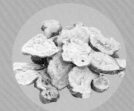

自测！你气血虚吗？

"五看"分辨气血是否充足

项目	气血足	气血虚
看面部	·脸部气色红嫩光泽、鲜明润活 ·眉毛属于足太阳膀胱经，眉毛浓密细长，说明肾气充沛 ·眼睛炯炯有神，而且随时能睁得大大的 ·头发乌黑、浓密	·面色萎黄，面白无华，或者发暗、发青、发红 ·脸上只有隐红而没有光泽，说明血足气不足 ·有光泽但没有血色，说明气足而血不足 ·眉毛平淡稀少 ·眼睛无神，出现眼袋、黑眼圈等 ·头发出现干枯、脱落、变黄、变白、开叉等现象
看舌象	·舌质湿润，呈淡红色 ·有一层淡淡的舌苔，表面湿润，不滑不燥	·舌质偏淡，多数表示伴有贫血、气血两亏，或者体内寒气较重 ·舌质偏红，则说明人体的内热较大 ·舌淡而舌边有齿痕，是典型的气虚特征 ·舌苔要是发白，说明体内有寒 ·舌苔变黑，说明体内的寒气越来越重 ·舌苔黄是人体有内热的表示；如果舌苔黄的同时，舌质发红，说明是实热，这时就需要清热降火了；但是，如果舌质偏淡白，则说明是虚热，也就是说，不是你的身体本身有热，而是由气虚引起的
看手掌	·手一年四季都很温暖，而且手心、手背的温度差不多 ·使劲展开手掌，如果红润的话，说明你的气血充足，身体健康 ·十个手指上都有半月痕，大拇指的半月形占到整个指甲的1/4，其他手指(小手指除外)，也应占有1/6~1/5	·有的人双手常常都是冰冷的，或者手心、手背的温度差异大，这表示气血不足或失衡 ·使劲展开手掌，如果不红润的话，说明出现了血虚症状 ·或多或少伴有头晕、心慌等症状 ·手掌毫无光泽、干巴巴的，颜色偏黄或偏白，说明气血两亏、营养不良 ·手指头的颜色变得比手掌的颜色深，且发紫、发暗，说明血瘀 ·只有大拇指上有半月痕，其余手指都没有，说明寒气太重，气血虚 ·如果十个手指全有半月痕，而且还特别大，说明内热大，还伴有暴躁、易怒，这种情况属于气血过足，很容易患甲状腺功能亢进、高血压等症

项目	气血足	气血虚
看双脚	·外形饱满、润泽 ·双脚肌肉坚实柔软	·外观看似干枯无华、又瘦又小的脚，则是气血亏损、体质衰弱的迹象 ·双脚的肌肉过于松软，多是气虚的表现 ·双脚的肌肉过于僵硬，多是气滞血瘀的表现
看精力	·精力充沛，行动有力，说话声如洪钟，说明血液循环很顺畅，身体得到了气血的充分濡养 ·肌肉强健，能保持精力充沛 ·运动后，精力充沛、浑身轻松，说明气血充足	·萎靡不振、举止畏缩、说话没有力气，说明血液循环很慢，气血不足 ·皮肤肌肉枯萎，精力不够充沛，夜里还容易失眠，说明阳气衰，阴血少 ·运动后会出现胸闷、气短、疲劳难以恢复的状况，说明气血已经出现了亏虚的状况

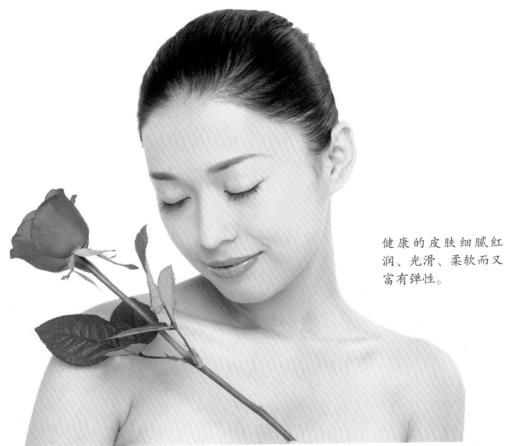

健康的皮肤细腻红润、光滑、柔软而又富有弹性。

气虚吃什么?

常见补气食物

食材		性味归经	主治疾病	推荐食谱
小米	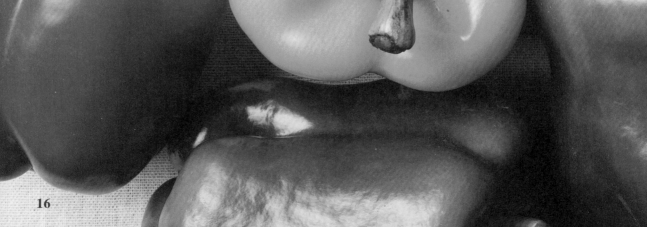	性凉,味甘、咸,归肾、脾、胃经	辅助治疗胃虚失眠、女性黄白带、糖尿病	**桂圆小米粥** 小米、玉米各 80 克,桂圆 50 克,红糖适量。将小米、玉米洗净,浸泡 30 分钟;桂圆去壳取肉,洗净。将所有材料放在一起,加水煮粥,放入红糖调味即成
糯米		性平,味甘,归脾、胃、肺经	辅助治疗脾胃虚寒、食欲不佳、腹胀、腹泻等症	**黄豆糯米粥** 黄豆、糯米各 80 克,核桃 2 个。黄豆、糯米洗净,温水浸泡 30 分钟;核桃敲碎取仁。锅中加水、糯米,大火烧开后转小火,加黄豆、核桃仁,煮熟即可
红薯		性平,味甘,归脾、肾经	辅助治疗胃及十二指肠溃疡出血、崩漏、黄疸、便秘;外用于乳痈	**红薯玉米粥** 红薯 250 克,玉米糁 200 克,白糖适量。锅中注入清水适量,下入红薯、玉米糁,同煮至熟,汤稠为度,加入白糖调味即可
山药		性平,味甘,归肺、胃、肾经	辅助治疗脾虚食少、久泻不止、肺虚喘咳、肾虚遗精、尿频	**菠菜山药汤** 山药、菠菜各 100 克,猪肉 80 克,姜 2 片,盐适量。山药去皮洗净切块;猪肉洗净切块,放入开水中稍煮;菠菜洗净切段。猪肉块、山药、姜片一起,加清水煲 20 分钟后放入菠菜煮熟,加盐调味即可

食材	性味归经	主治疾病	推荐食谱
黄豆	性凉，味甘，归脾、胃、大肠经	辅助治疗胃中积热、水胀肿毒、小便不利	**黄豆排骨汤** 黄豆 200 克，排骨 400 克，盐适量。黄豆洗净，浸泡 1 小时；排骨洗净、切块，焯水。将清水煮沸，放入排骨、黄豆，大火煮 20 分钟，转小火煲 1.5 小时，加盐调味即可
香菇	性平，味甘，归脾、胃经	辅助治疗食欲缺乏、身体虚弱、小便失禁、大便秘结、形体肥胖、肿瘤疮疡等症状	**香菇白菜** 香菇 100 克，白菜 350 克，盐、植物油各适量。白菜洗净，切段；香菇去蒂洗净，切碎。锅中放油烧热后，放白菜炒至半熟，加入香菇、盐和适量的水，改小火煮烂即可
韭菜	性温，味甘、辛，归胃、肝、肾、肠经	辅助治疗阳痿、白带、腹泻、腰膝痛	**韭菜炒豆腐** 豆腐、韭菜各 200 克，葱花、姜丝、盐、植物油各适量。豆腐洗净，切条，焯水；韭菜洗净，切段。油热后，下葱花、姜丝炒香，加入豆腐条，翻炒至将熟，加入韭菜翻炒几下，加盐炒匀即可
牛肉	性平，味甘，归脾、胃经	辅助治疗虚损消瘦、腰膝酸软、脾虚食少、水肿等症	**百合炒牛肉** 牛肉 300 克，百合 150 克，酱油、蚝油、植物油各适量。将牛肉洗净，切片，用酱油、蚝油抓匀，腌制 20 分钟。倒入植物油，待油热后，倒入牛肉，大火快炒，加入百合，翻炒至牛肉全部变色就可以起锅

食材	性味归经	主治疾病	推荐食谱
鸡肉 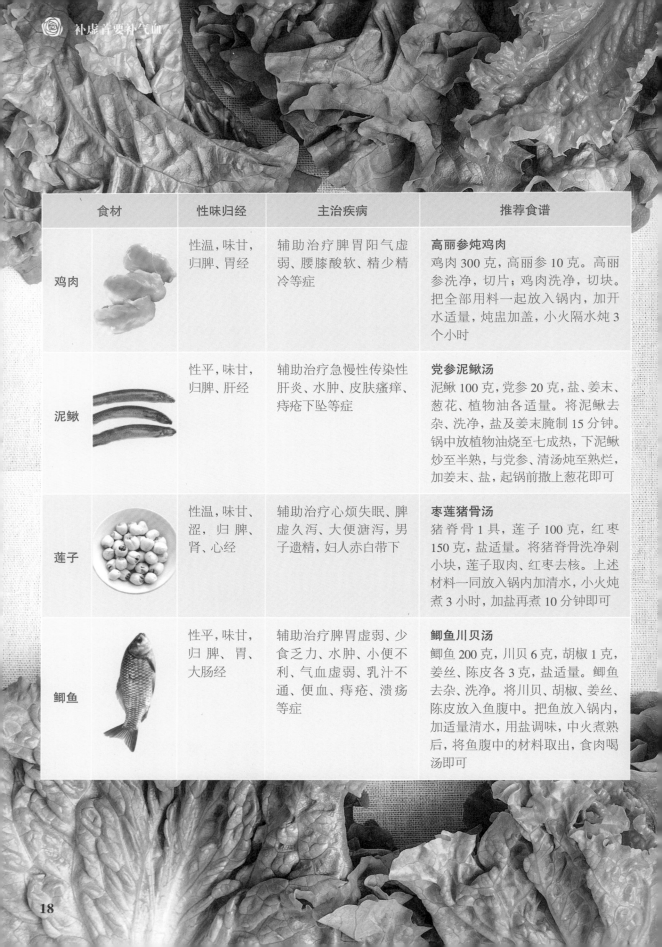	性温,味甘,归脾、胃经	辅助治疗脾胃阳气虚弱、腰膝酸软、精少精冷等症	**高丽参炖鸡肉** 鸡肉 300 克,高丽参 10 克。高丽参洗净,切片;鸡肉洗净,切块。把全部用料一起放入锅内,加开水适量,炖盅加盖,小火隔水炖 3 个小时
泥鳅	性平,味甘,归脾、肝经	辅助治疗急慢性传染性肝炎、水肿、皮肤瘙痒、痔疮下坠等症	**党参泥鳅汤** 泥鳅 100 克,党参 20 克,盐、姜末、葱花、植物油各适量。将泥鳅去杂、洗净,盐及姜末腌制 15 分钟。锅中放植物油烧至七成热,下泥鳅炒至半熟,与党参、清汤炖至熟烂,加姜末、盐,起锅前撒上葱花即可
莲子	性温,味甘、涩,归脾、肾、心经	辅助治疗心烦失眠、脾虚久泻、大便溏泻、男子遗精,妇人赤白带下	**枣莲猪骨汤** 猪脊骨 1 具,莲子 100 克,红枣 150 克,盐适量。将猪脊骨洗净剁小块,莲子取肉、红枣去核。上述材料一同放入锅内加清水,小火炖煮 3 小时,加盐再煮 10 分钟即可
鲫鱼	性平,味甘,归脾、胃、大肠经	辅助治疗脾胃虚弱、少食乏力、水肿、小便不利、气血虚弱、乳汁不通、便血、痔疮、溃疡等症	**鲫鱼川贝汤** 鲫鱼 200 克,川贝 6 克,胡椒 1 克,姜丝、陈皮各 3 克,盐适量。鲫鱼去杂、洗净。将川贝、胡椒、姜丝、陈皮放入鱼腹中。把鱼放入锅内,加适量清水,用盐调味,中火煮熟后,将鱼腹中的材料取出,食肉喝汤即可

食材		性味归经	主治疾病	推荐食谱
人参		性微温，味甘、苦，入脾、肺经	辅助治疗体虚肢冷、脾虚食少、肺虚喘咳、久病虚羸、惊悸失眠、阳痿、宫冷等	**人参莲肉汤** 人参 3 克，冰糖 30 克，莲子 10 个。将人参、莲子放入碗内，加适量清水，泡发后，再加冰糖；之后将碗放入锅内隔水蒸 1 小时即成
黄芪		性微温，味甘，入肺、脾经	辅助治疗气虚乏力、久泻脱肛、自汗、水肿、子宫脱垂、慢性肾炎、糖尿病等	**黄芪炖乌鸡** 黄芪 30 克，乌鸡 1 只，盐适量。将乌鸡去内脏洗净后入沸水中焯一下，将黄芪用纱布包好，放入鸡肚内，入锅加水及盐适量，炖至乌鸡烂熟即可
党参		性微温，味甘，入脾、肺经	辅助治疗脾肺虚弱、气短心悸、食少便溏、虚喘咳嗽、内热消渴等	**参芪粥** 党参 20 克，大米 100 克，黄芪 30 克，白糖适量。将党参、黄芪浓煎 2 次，取药汁 50 克。大米加水煮粥，待粥熟时加入药汁，再煮片刻，加入适量白糖调味即可
白术		性温，味苦、甘，入脾、胃经	辅助治疗脾胃气弱、不思饮食、泄泻、水肿、黄疸、胎气不安、小便不利等	**白术鲫鱼粥** 白术 10 克，鲫鱼 100 克，大米 80 克，白糖适量。鲫鱼去杂，洗净切片；白术洗净先煎汁 100 毫升，然后将鱼、大米煮粥，粥成时加入药汁搅匀，加白糖调味即可

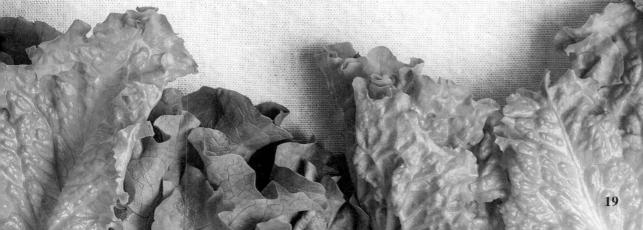

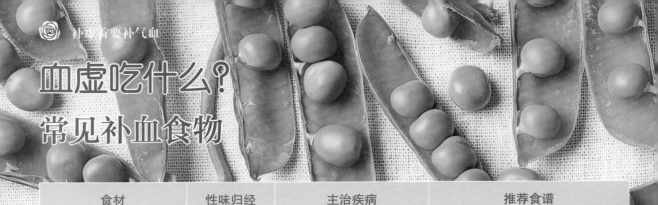

血虚吃什么?
常见补血食物

食材		性味归经	主治疾病	推荐食谱
红枣		性温,味甘,归脾、胃、心经	辅助治疗脾虚食少、乏力便溏,及女性更年期综合征	**芪枣枸杞茶** 黄芪5克,红枣6枚,枸杞子适量。黄芪、红枣洗净,放入水中煮沸,改小火再煮10分钟。加入枸杞子,再煮1~2分钟,滤出汁即可
黑芝麻		性平,味甘,归肝、肾、肺经	辅助治疗大小便不通、妇人乳闭、小儿透发麻疹、老人或体虚者大便干结	**黑豆芝麻粥** 黑豆、黑芝麻各30克,糯米60克,冰糖适量。将黑豆、黑芝麻及糯米洗干净,放入锅中,加水同煮成粥。待粥将熟时,加入冰糖调味,再煮沸即可食用
红豆		性平,味苦,归心、肠经	辅助治疗痈肿脓血、下腹胀满、小便不利	**红豆薏米粥** 红豆30克,薏米80克。将红豆、薏米洗净浸泡半日,捞出沥干;两者同煮成粥,晾凉后即可食用
黑豆		性平,味甘,归脾、肾经	辅助治疗肾虚、耳聋、盗汗、自汗、中风、血虚目暗、下血、水肿胀满、脚气、黄疸水肿等症	**黑豆羊肉汤** 羊肉150克,黑豆20克,盐适量。羊肉洗净,切片;黑豆洗净,浸泡3小时。将羊肉、黑豆放入锅中,加适量清水,炖煮至熟,加盐调味即可

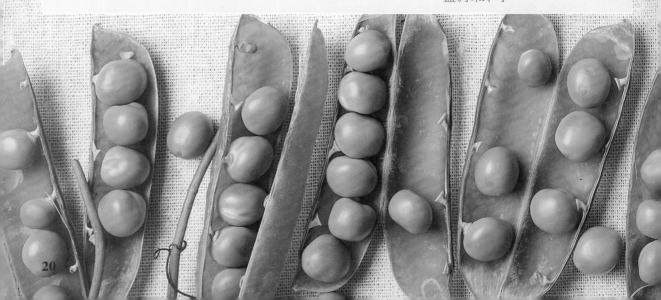

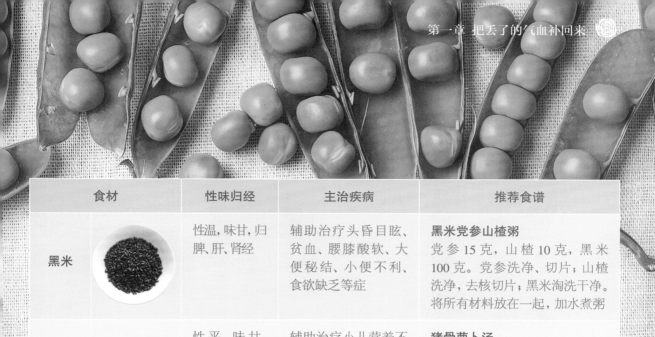

食材		性味归经	主治疾病	推荐食谱
黑米	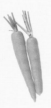	性温，味甘，归脾、肝、肾经	辅助治疗头昏目眩、贫血、腰膝酸软、大便秘结、小便不利、食欲缺乏等症	**黑米党参山楂粥** 党参15克，山楂10克，黑米100克。党参洗净、切片；山楂洗净，去核切片；黑米淘洗干净。将所有材料放在一起，加水煮粥
胡萝卜		性平，味甘，归肺、脾经	辅助治疗小儿营养不良、荨麻疹、夜盲症、便秘、高血压、肠胃不适、饱闷气胀等症	**猪骨萝卜汤** 猪棒骨500克，白萝卜、胡萝卜各100克，红枣、盐各适量。猪棒骨洗净，焯水，白萝卜、胡萝卜去皮，切块。煲内放水煮沸，放入全部材料同煲3小时，加盐调味即成
木耳	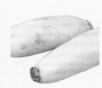	性平，味辛，归胃、大肠经	辅助治疗气虚或血热所致腹泻、崩漏、尿血、齿龈疼痛、脱肛、便血等症	**木耳炒鸡蛋** 水发木耳250克，鸡蛋3个，植物油、盐各适量。将木耳洗净，鸡蛋打散。锅中油热后，倒入鸡蛋炒熟，盛出；另起油锅，放入木耳，煸炒几下，再放入鸡蛋合炒，加盐调味即可
莲藕		性寒，熟性温，味甘，归心、脾、肺经	辅助治疗肺热咳嗽、烦躁口渴、脾虚泄泻、食欲缺乏及各种血症	**糖醋莲藕** 莲藕1节，醋20毫升，白糖20克，料酒10克，盐、葱花、植物油、香油各适量。将莲藕去节、削皮，切片。锅中放植物油烧热后，下葱花略煸，倒入藕片翻炒，加入料酒、盐、白糖、醋，继续翻炒；待藕片成熟，淋入香油即成

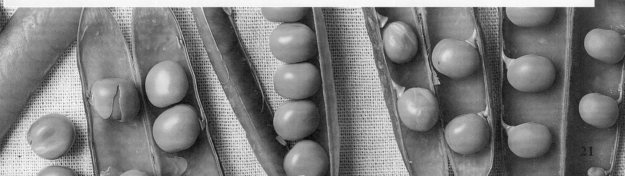

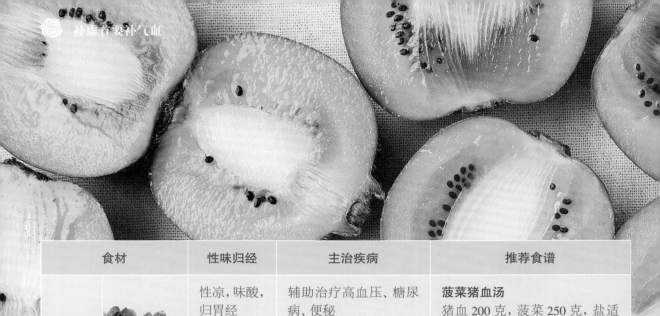

食材	性味归经	主治疾病	推荐食谱
菠菜	性凉,味酸,归胃经	辅助治疗高血压、糖尿病、便秘	**菠菜猪血汤** 猪血 200 克,菠菜 250 克,盐适量。猪血洗净,切块,菠菜洗净,切段。锅中加水烧开,放入猪血块;烧开,放入菠菜,煮熟后加盐调味即可
金针菇	性平,味甘,归肺、胃、肾经	辅助治疗高血压、胃肠道溃疡、肝病、高血脂等	**金针菇猪肉汤** 金针菇 150 克,猪瘦肉 250 克,盐适量。烧开水,先加入肉片煮沸,再加入金针菇,同煮至熟,加盐调味即可
乌鸡	性平,味甘,归肝、肾经	适宜体虚血亏、肝肾不足、脾胃不健的人食用	**红豆乌鸡汤** 红豆 200 克,乌鸡 1 只,盐适量。将所有材料洗净,一起放入已经烧开了的水中,用中火煲 3 小时左右,加盐调味即可
红糖	性温,味甘,归脾、肺经	特别适于产妇、儿童及贫血者食用	**红糖枣粥** 大米、糯米各 50 克,红糖 20 克,红枣 6 枚,姜 10 克。大米、糯米洗净,姜洗净切末,红枣泡开洗净。将所有材料一齐放入锅中,加水煮粥即可

食材		性味归经	主治疾病	推荐食谱
阿胶		性平,味甘,入肺、肝、肾经	辅助治疗血虚萎黄,眩晕心悸、便血、崩漏、阴虚咳嗽、发热等症	**阿胶煮红枣** 阿胶 6 克,红枣 10 枚,红糖适量。红枣加适量水煮熟,阿胶捣碎置于锅内,阿胶溶化后,加入适量红糖调味即成
当归		性温,味甘、辛,入肝、心、脾经	辅助治疗血虚、眩晕心悸、闭经、痛经、虚寒性腹痛、风湿痹痛等痛证,以及肠燥便秘、久咳气喘等	**人参当归猪心汤** 猪心 1 个,人参 10 克,当归 15 克。人参、当归洗净切片,猪心洗净,一起放入锅内,加清水适量,小火炖 3 小时
枸杞子		性平,味甘,入肝、肾经	辅助治疗腰膝酸痛、眩晕耳鸣、内热消渴、血虚萎黄、目昏不明等	**枸杞桂圆蛋糖水** 枸杞子 15 克,桂圆肉 10 克,冰糖 30 克,鸡蛋 1 个。枸杞子和桂圆肉加水煮,水开后倒入蛋液,待蛋熟后,再加入冰糖,稍煮片刻即可食用
何首乌		性微温,味甘、苦、涩,入肝、肾经	辅助治疗肝肾阴亏、发须早白、血虚头晕、腰膝软弱、遗精、崩带、痔疾等	**何首乌海参汤** 猪瘦肉 250 克,何首乌、桂圆肉各 20 克,海参 1 只,盐适量。海参用水浸软,洗净切片;将以上材料一同放入煲内,加清水煮开,转小火煲汤约 2 小时至熟,加盐调味即可

全天气血保养法！随气血运行"路线"生活

　　大家都知道，包含任督二脉在内人体共有14条经络，这些经络最重要的作用就是运行气血。一天之中，我们人体内的气血会依照时间顺序依次游走各经络。如果这些经络出了问题或是不通畅了，就会导致气血循环的不顺畅，从而引发身体的各种病症。

一天之中气血运行路线

午夜11点至凌晨1点：胆经

　　午夜11点至凌晨1点（子时）是气血进入胆经最旺的时刻，是身体进入休养及修复的开始。胆的生理功能是通过储藏释放胆汁帮助食物消化代谢，胆经的盛衰会影响人们对事情的判断能力，以及临场的应变能力。如果胆经出了问题，就很容易出现头晕目眩、耳鸣不聪、胸胁疼痛、失眠多梦、胆怯易惊、神志痴呆等症状。

凌晨1点至3点：肝经

　　凌晨1点至3点（丑时）是肝经气血最旺的时刻。肝脏能贮藏、分配和调节全身的血液及疏导全身功能活动，使气血调和。如果肝经出问题就会有两胁肋胀痛、胸闷不舒、口苦想吐、黑斑、眼袋、头晕目眩等症状。

凌晨3点至5点：肺经

　　凌晨3点至5点（寅时）是气血进入肺经的时辰，是气血由阴转阳的关键时辰，应注意肺经的保养及身体和空气温度的调节。肺经有问题，就会出现发热怕寒、鼻塞流涕、头痛、气喘胸闷等症状。

早晨5点至7点：大肠经

　　早晨5点至7点（卯时）是气血流注于大肠经的时刻，如果能于此时正常排便，对身体是有帮助的。大肠运送排泄废物，如果饮食失调、误食不净食物，或其他脏腑失调，都会引起大肠疾病。如果大肠经有问题就易出现口干舌燥、腹胀腹痛、大便稀烂、肛门灼热、便脓血等症状。

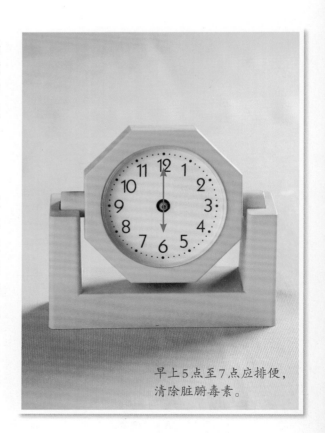

早上5点至7点应排便，清除脏腑毒素。

上午 7 点至 9 点：胃经

上午 7 点至 9 点（辰时），气血流注胃经，此时吃进的食物最易被消化、吸收、代谢、利用，提供一天所需热量。胃是消化食物、转化全身营养的枢纽，暴饮暴食或是病毒入侵，都会伤害到肠胃而出现胀满疼痛、呕吐反胃、口臭等症状。

上午 9 点至 11 点：脾经

上午 9 点至 11 点（巳时）是气血流注于脾经的时候，也是气血最旺的时期。不论补气补血或补阳补阴，都要顾及脾胃，避免伤胃败脾，此时不宜食用过于燥热的食物。如果脾脏虚弱就易出现胃口不佳、头晕、面色萎黄、腹胀易打嗝的症状。

中午 11 点至 1 点：心经

中午 11 点至 1 点（午时）是心经气血充盈的时辰，应该调养休息。心主血脉和神志，如果血脉运行有障碍，会引起急躁失眠、口舌糜烂、贫血、心律不整、心力衰竭、神志错乱等症状。

午后 1 点至 3 点：小肠经

午后 1 点至 3 点（未时）是气血流至小肠经的时辰。小肠具有分别清浊及吸收的功能。如果饮食习惯不好，损伤脾胃，也会引起小肠疾病。小肠虚弱时，容易出现心烦口渴、腹部胀痛、拉肚子、营养紊乱、体重减轻、食欲缺乏等症状。

下午 3 点至 5 点：膀胱经

下午 3 点至 5 点（申时）是气血流注膀胱经的时辰。膀胱是泌尿系统主要的器官，能储存和排泄尿液。膀胱虚弱时容易出现小便不畅或次数多、混浊不清，或有脓血、遗尿、尿痛等症状。

傍晚 5 点至 7 点：肾经

傍晚 5 点至 7 点（酉时）是气血流注肾脏的时辰。肾经负责协调阴阳两种基础生命能量，和心、肝、脾、肺四脏的联系都很密切。如果肾弱则会出现精神萎靡、腰膝酸软、头晕耳鸣、失眠健忘等症状。

晚上 7 点至 9 点：心包经

晚上 7 点至 9 点（戌时）是心包经气血充沛的时刻。心包经是指心脏外围组织，可以保护心脏不受外物入侵，但如果有病毒侵犯就会发生病变而出现掌心发热、腋窝或胸胁肿胀、心悸不安等症状。

晚上 9 点至 11 点：三焦经

晚上 9 点至 11 点（亥时）是气血流注于三焦经最旺盛的时辰。三焦经主要在于掌管诸气，行气行水，人体诸气水液皆通过三焦而输布到各脏腑或排出体外。如果出现障碍，就容易出现听觉模糊、喉部或眼睛疼痛、耳鸣，肩臂、手肘、前臂的背侧部疼痛、水肿等症状。

晚上 9:30 如果还没休息，尽量不要按摩，以免打扰睡眠，影响第二天精神。

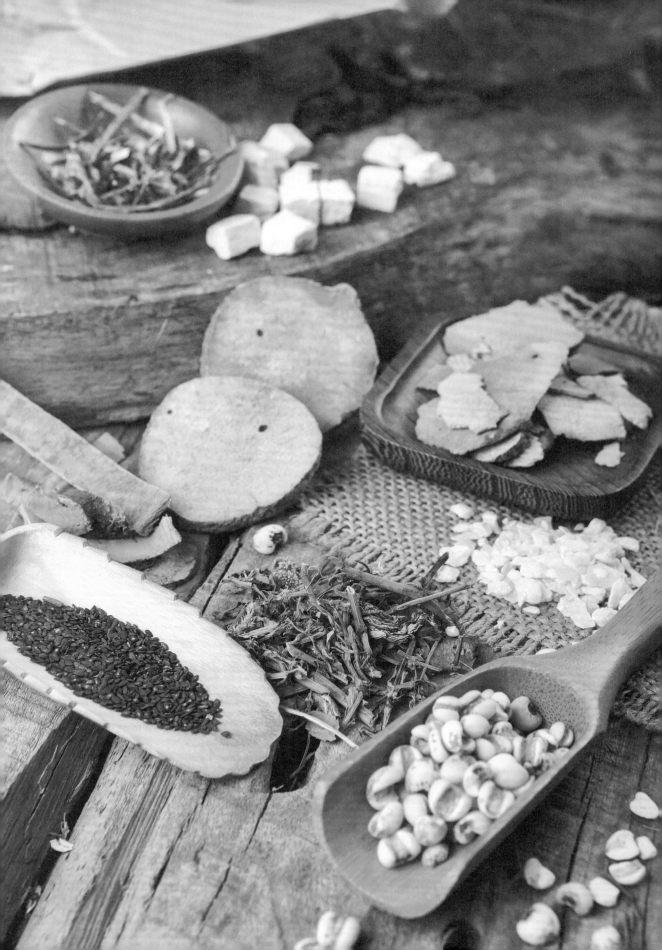

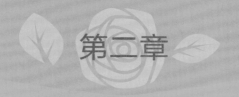

第二章

气虚的人易发胖，
怎么补

大家都知道，新生儿在出生后 20 秒钟内，会发出第一声啼哭，这哭声就像是在宣告着"我来到了人世"！殊不知，这啼哭实在是来之不易。它帮助新生儿克服呼吸道的阻力，使肺泡张开，从此以后，新生儿就要靠自己的呼吸来进行气体交换，而不再依靠胎盘的循环了。这说明了什么？人有了气，才能有生命！

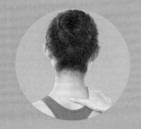
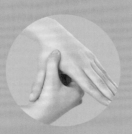
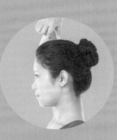
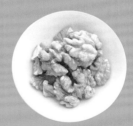

心气虚：稍一活动就胸闷气短

中医认为，心主血脉。就是说，心脏的功能正常，人体气血才会充足并正常运行，全身各脏腑就能获得充足的营养，维持其正常的功能活动。一个人气血充足，就能保证心脏的血液滋生和运行，保证脉管通道的通畅，心脏就有源源不断的动力。所以说，心既为气血所养，又是气血的发动机。还有的人把两者比喻成鱼和水的关系，你要想让心脏自由地"遨游"，就必须有充足的气血。

心主血

血液到达心脏以后，充足的心气就会推动血液运行到达身体的各个部位，人体就会呈现出健康的状态——心血充盈。

一旦心气不足，气血运行无力，身体的某个组织器官，甚至全身的血液供应就不够，那么这些器官的功能就会下降。表现在面部就是：皮肤得不到滋养，面色㿠白、晦滞或萎黄无华；反之，面部就会红润、有光泽，身体各脏腑也能得到充分的滋养。

心主血脉

血脉就是与心脏相连的血管、脉道，现代医学上称之为"循环系统"。心气足的话，心主血脉的功能就良好，那么血液循环就正常，面色润泽，身体各脏腑功能都正常。

当气血运行无力、血行不畅时，气血就很有可能停留在某处的血管中，造成"心血淤滞"，最典型的症状就是：脸色发青、浑身紫绀、手足冰凉，甚至伴有心绞痛、胸痛、胸闷、心悸等。

舌乃心之苗

心的气血上通于舌，所以心的气血强与否，可以从舌的变化上反映出来。气血充足的人，往往舌质淡红，苔薄。如果舌头上长溃疡，通常认为是心有内火，或是火毒。

心包经穴位取穴视频

心气虚怎么吃？怎么补？

心气虚在临床上很常见，病势缓慢、病情较轻。大多因为先天禀赋不足、心气素虚；或者因为年迈体衰、脏气渐弱；或是劳倦思虑过度，耗伤心气，或由久病气血双亏，心气乏源；或因误汗、过汗、汗出过多，心气随之而泄，导致心气不足。

> **吴老师叮嘱**
>
> 心气虚的人适宜居住在安静、干净、舒适的环境中，严禁喧哗，并要保证空气新鲜。

心气虚的人可以多吃一些补益心气的食物，并克服急躁、惊恐、焦虑的不良情绪。

食材	食用方法	选购
莲子 具有养心安神、补脾止泻、止带、益肾涩精之功效。莲子心适宜降心火，体寒的人食用时不宜带着莲子心	**煮粥、煲汤均可。**莲子肉、糯米与茯苓同蒸糕食，则补脾益胃之功尤著。用于脾胃虚弱，饮食不化、大便溏稀等	天然的、上好的莲子，未经漂白过，颜色是有点带黄色的
百合 具有清心安神、养阴润肺之功效。常用于阴虚燥咳、劳嗽咯血、虚烦惊悸、失眠多梦、精神恍惚	**可蒸食、煮粥。**每次食用6~12克，新鲜百合还可与西芹炒菜食用	百合干的片形呈条状，肉质乳黄透亮，粗纤维少，闻起来有一股清香的甜味
土豆 土豆能健脾和胃、益气调中，是心脏病和胃病患者的良药及优质保健品，也是抗衰老的食物之一	**可以蒸食、炒菜、煮粥等。**土豆既可以当作主食，又能做菜食用	不可选用发芽、外皮发青的土豆，不然会造成食物中毒
猪瘦肉 具有补虚强身、滋阴润燥、丰肌泽肤的作用	**可以煲汤、炒菜等。**猪瘦肉不宜过多食用，每次食用100~150克即可	购买猪肉时要拣带些肥膘(1~2厘米)的肉，皮不要太薄，颜色不要太鲜红
人参 人参的肉质根为著名强壮滋补药，可用于调整血压、恢复心脏功能，适合治疗神经衰弱及身体虚弱等症	**可以泡茶、煲汤、煮粥等。**平时可取3~5片人参泡茶饮用，人参嚼食	以参体结实，有沉重感的较好，如像空心萝卜干的则是劣品
鸡肉 具有温中补脾、益气养血、补肾益精的功效。鸡肉蛋白质消化率高，很容易被人体吸收利用	**炒食、煮食、蒸食、炖汤等。**药用以乌鸡肉为佳	新鲜卫生的鸡肉块大小不会相差特别大，颜色会白里透着红，看起来有亮度，手感比较光滑

心悸 安抚心悸需养血

辨证治病

心气不足	心血不足	心血瘀阻
心律失常，伴有气短、疲劳、出汗、头昏眼花等症状	心悸不安，伴有失眠、面色无华、唇色淡白，脉细弱	心悸不安，伴有心胸憋闷、疼痛

　　一般来说，健康的人在安静的状态下对自己的心脏跳动不会有太明显的感觉。当你总是感觉心跳或心慌，并伴有心前区不适的时候，说明你有心悸的症状了。中医认为，心悸大多都是由心失所养造成的。

　　有的人体质先天就弱，经常生病或者患有失血性的疾病，气血本来就不足，再加上后天的亏损，就会导致心失所养，诱发心悸。还有的人经常熬夜加班，过度透支自己的体力，或者因为久病累及了心脏，结果伤了心气，神不潜藏，就会引发心悸。有一句古话说"思虑烦多则损心"。有的人长期忧思惊恐，精神情绪过度紧张，常常会导致心气郁结，进而"生痰动火"，自然就心神失宁了。

> **吴老师叮嘱**
>
> 　　过量或不当地服用锑剂、洋地黄、奎尼丁、肾上腺素、阿托品等药，也会损伤心气，引发心悸。

食疗 多吃红枣、鸡心、猪血等养心食物

　　俗话说"以心补心"，任何心悸患者都可以多吃一些动物的心脏，如猪心、鸡心、鸭心等；古人还认为"红色入心"，多吃一些红豆、红色蔬果等红色食物也可以养心。此外，心气不足的患者，不要吃过苦的食物，可适量多吃些甜食；而心火旺盛的患者则要多吃苦味食物。心血不足的患者，可以多吃一些猪血、鸭血，并加一些当归、红花、生地黄、熟地黄等养气补血的药材。

痰湿体质者少量食用。

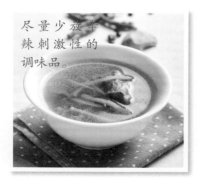
尽量少放辛辣刺激性的调味品。

"安心"小偏方——茯神炖猪心

　　取茯神 1 克，茶树菇 20 克，猪心 200 克，茯神用纱布包好，茶树菇洗净，猪心切片，一起炖煮。喝汤吃猪心，可以宁心安神。

按摩 保养心包经可防心悸

治疗原则：补益气血、舒经活络

用拇指指腹依次按压内关穴、神门穴、阴郄穴、郄门穴、心俞穴、神堂穴、三阴交穴，每次选取两三个穴位，每个穴位大约按摩5分钟。除了自己按摩外，也可以在这些穴位上贴个菜籽或绿豆，隔12~14小时换1次。此方法适于任何心悸患者。

如果是心血不足的患者，还可以在前面穴位的基础上，加按膈俞穴、血海穴，每个穴位按摩3~5分钟。如果心悸有规律的话，在发作前半小时进行按摩；没有规律的话，症状出现时及时进行按摩就行。

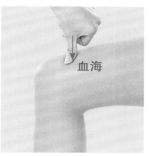

血海穴：在股前区，髌骨内上缘上2寸，股四头肌内侧头的隆起处。

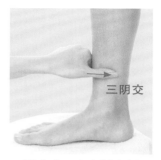

三阴交穴：在小腿内侧，内踝尖上3寸，胫骨内侧缘后际。

内关穴：在前臂前区，腕掌侧远端横纹上2寸，掌长肌腱与桡侧腕屈肌腱之间。

阴郄穴：在前臂前区，腕掌侧远端横纹上0.5寸，尺侧腕屈肌腱的桡侧缘。

郄门穴：在前臂前区，腕掌侧远端横纹上5寸，掌长肌腱与桡侧腕屈肌腱之间。

神门穴：在腕前区，腕掌侧远端横纹尺侧端，尺侧腕屈肌腱的桡侧缘。

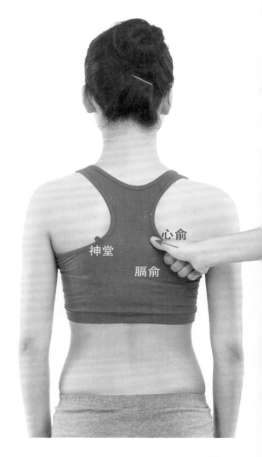

神门
阴郄
• 内关
• 郄门

心俞
神堂
膈俞

心俞穴：在脊柱区，第5胸椎棘突下，后正中线旁开1.5寸。

神堂穴：在脊柱区，第5胸椎棘突下，后正中线旁开3寸。

膈俞穴：在脊柱区，第7胸椎棘突下，后正中线旁开1.5寸。

心痛 活血化瘀心不痛

辨证治病

气滞血瘀型	气虚型
心区疼痛，伴有血压下降，脸上发青发乌，嘴唇发乌，手脚发青、冰凉	心区疼痛，伴有气短乏力，脸色白、胸闷，头上出虚汗

心痛的说法，自古以来就有，但是古人所谓的心痛和我们今天所说的心痛有很大的区别。古人把整个心胸部位痛，都叫心痛。我们现在所讲的心痛，实际上都是狭义的，就是指心脏疼痛。从现代医学上来看，引起心痛的原因有很多，比如冠心病、心肌梗死等，其主要表现是急剧性心痛，疼痛可轻可重，一般来讲，在胸前区，也有的会放射到左肩臂；同时，伴有血压的下降，脸上发青发紫，嘴唇发乌，手脚发青、冰凉。

而从中医的角度来看，心痛大多是由气血不畅引起的，要么是气滞血瘀，要么是气虚，而且还都跟生气有关。人的动脉，随着年纪的增长会逐渐变硬，而且像下水道管子一样，里面会有一些残留"垃圾"附着在管壁上，又叫粥样硬化，实际上就是管腔变小，中医上叫做"痰瘀阻滞"。这个瘀就跟血液运行不畅有关，气滞可以导致痰留、血瘀。再加上生气的时候，血液运行不畅，气血不能推动心脏对血氧量的供应，所以人体很快就会有缺氧的表现，表现出来就是心痛。

吴老师叮嘱

"警报"时的心痛（没有器质性的变化）一般不会超过 5 分钟，最多不会超过 10 分钟。如果是心肌梗死的心绞痛，都会超过 10 分钟以上，症状比较重，或者伴有血压下降。最常见的心痛一般伴有胸闷、头上出虚汗、心前区疼痛，可以进行居家预防和保健。

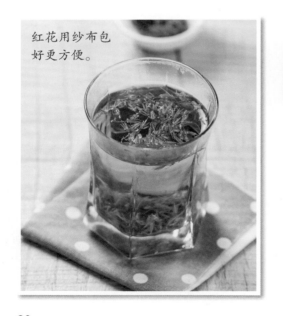

红花用纱布包好更方便。

食疗 桃仁、三七、红花，活血化瘀有特效

心痛患者平常可以多吃一些化瘀通络的食物，比如桃仁、三七等；还可以吃一些红颜色的食物，对心脏有一定的补养作用，并少吃辛辣刺激食物。为大家推荐一款茶饮——红花茶，将红花用纱布包好，用沸水冲泡代茶饮。或者也可以用当归配红花一起炖汤，既养血又活血。

按摩

按摩益心气，以气行血

治疗原则：以气行血、畅通血脉

1. 用拇指指腹依次按压内关穴、神门穴、郄门穴、心俞穴、太冲穴、期门穴，力度要适当重一点，也可以用一指禅、揉法。在心痛的症状不是很重的时候，按摩这些穴位能够缓解症状，平常的时候，可以用这些穴位进行预防保健。此方法适用于任何心痛患者。

2. 有些面色发青发紫的患者，疼痛会持续加重，很可能会发展为心肌梗死。这些患者可以在以上穴位的基础上，加按曲泽穴、至阳穴、膈俞穴、血海穴，力度再重一些，时间稍长些。每次任选 3~5 个穴位，每个穴位不少于 5 分钟，时间总共不少于 20~30 分钟。

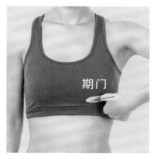

期门穴：在胸部，第 6 肋间隙，前正中线旁开 4 寸。

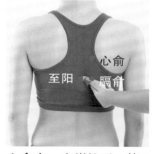

心俞穴：在脊柱区，第 5 胸椎棘突下，后正中线旁开 1.5 寸。

膈俞穴：在脊柱区，第 7 胸椎棘突下，后正中线旁开 1.5 寸。

至阳穴：在脊柱区，第 7 胸椎棘突下凹陷中，后正中线上。

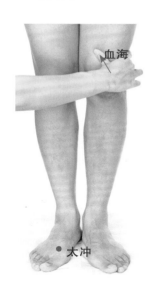

血海穴：在股前区，髌骨内上缘上 2 寸，股四头肌内侧头的隆起处。

太冲穴：在足背，第 1、第 2 跖骨间，跖骨底结合部前方凹陷中，或触及动脉搏动处。

郄门穴：在前臂前区，腕掌侧远端横纹上 5 寸，掌长肌腱与桡侧腕屈肌腱之间。

神门穴：在腕前区，腕掌侧远端横纹尺侧端，尺侧腕屈肌腱的桡侧缘。

曲泽穴：在肘前区，肘横纹上，肱二头肌腱的尺侧缘凹陷中。

内关穴：在前臂前区，腕掌侧远端横纹上 2 寸，掌长肌腱与桡侧腕屈肌腱之间。

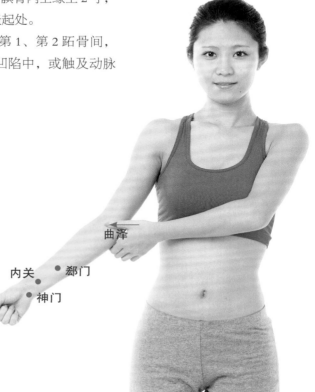

头痛 气血流畅则不痛

辨证治病

辨经络				辨性质			辨虚实	
前头痛	侧头痛	后头痛	巅顶痛	胀痛	刺痛	空痛、虚痛	实证	虚证
由阳明经不畅引起	由少阳经不畅引起	由太阳经不畅引起	由督脉及肝经的不畅引起	由气滞引起	由血瘀引起	由血虚引起	头痛剧烈,病程短,由气血壅滞引起	痛势绵绵,病程长,由气血亏虚引起

吴老师叮嘱

在我们日常生活中，头痛虽然可以是一种独立的疾病，但大多数时候，它都是另一种疾病的伴有症状，比如说感冒了头痛，这时候，你把感冒治好了，头痛也就消失了。

值得大家注意的是，头痛的时候，首先要分清是哪个部位痛。比如，头痛分为前后头痛、偏侧头痛及满头疼痛等，疼痛的部位不一样，相应的治疗方法也就不一样。除此以外，大家还应该学会辨别疼痛的性质，比如有的人是胀痛，说明是由气滞引起的；有的人属于刺痛，说明是由血瘀引起的；还有的人属于空痛、虚痛，说明是由血虚引起的。当然，疼痛性质不一样，保健的方法和部位也就有差别了。

艾灸 艾条温灸止头痛

用艾条对准疼痛的部位，悬提灸距离皮肤3~5厘米，时间大约5分钟，适合血瘀型、气血亏损型的头痛患者。也可以在疼痛的部位进行隔姜灸。

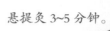

悬提灸3~5分钟。

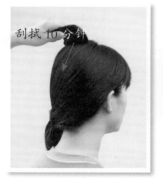

刮拭10分钟

刮痧 头部刮痧，每天10分钟

手拿刮痧板，找到疼痛的部位，用齿梳刮法或角刮法刮拭。然后，接着刮拭其他部位，具体可以参照前面的取穴方法，头部和身体其他部位的穴位按摩的总时间比例要适当，以3:1或5:1为宜。此方法适合实证的头痛患者。

按摩

循经按摩消头痛

治疗原则：以循经取穴为主

1. 前头痛的患者取阳白穴、头维穴、神庭穴、印堂穴、合谷穴、足三里穴等，用手指的指腹按摩，每次取 3~5 个穴位，每个穴位 3~5 分钟。

2. 侧头痛的患者取率谷穴、角孙穴、太阳穴、风池穴等，实证的患者按摩的力度要大，时间稍长；虚证的患者按摩力度要小，时间稍短。

3. 后头痛的患者取通天穴、脑空穴、脑户穴、风府穴、大椎穴等，用手指指腹按揉，一天可按摩数次。

4. 巅顶痛的患者取百会穴、前顶穴、后顶穴、太冲穴等，每次取 3~4 个穴位，每个穴位按摩 3~5 分钟。

大椎穴： 在脊柱区，第 7 颈椎棘突下凹陷中，后正中线上。

风池穴： 在颈后区，枕骨之下，胸锁乳突肌上端与斜方肌上端之间的凹陷中。

风府穴： 在颈后区，枕外隆突直下，两侧斜方肌之间凹陷中。

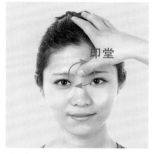

印堂穴： 在头部，两眉毛内侧端中间的凹陷中。

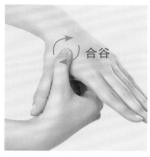

合谷穴： 在手背，第 2 掌骨桡侧的中点处。

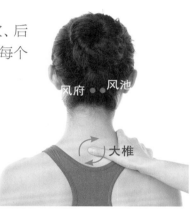

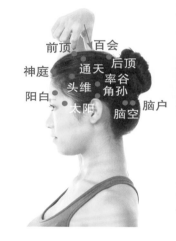

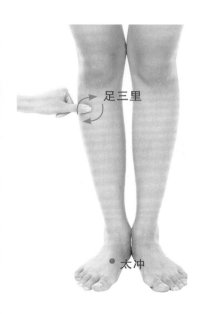

百会穴： 在头部，前发际正中直上 5 寸。

太冲穴： 在足背，第 1、第 2 跖骨间，跖骨底结合部前方凹陷中，或触及动脉搏动处。

足三里穴： 在小腿前外侧，犊鼻穴下 3 寸，犊鼻穴与解溪穴连线上。

率谷穴： 在头部，耳尖直上入发际 1.5 寸。

角孙穴： 在头部，耳尖正对发际处。

太阳穴： 在头部，眉梢与目外眦之间，向后约 1 横指的凹陷中。

头维穴： 在头部，额角发际直上 0.5 寸，头正中线旁开 4.5 寸处。

阳白穴： 在头部，眉上 1 寸，瞳孔直上。

神庭穴： 在头部，前发际正中直上 0.5 寸。

通天穴： 在头部，前发际正中直上 4 寸，旁开 1.5 寸处。

脑空穴： 在头部，横平枕外隆突的上缘，风池穴直上。

脑户穴： 在头部，枕外隆突的上缘凹陷中。

前顶穴： 在头部，前发际正中直上 3.5 寸。

后顶穴： 在头部，后发际正中直上 5.5 寸。

自汗 益气敛汗效果好

辨证治病

脾气虚	心气虚	肾气虚
伴有疲劳，面色萎黄，饮食不香，大便溏薄，脉沉细弱	心悸神烦、夜寐不实等	伴有腰膝酸软、四肢怕冷、小便清长，男性阳痿、遗精、早泄或女性宫寒不孕，脉沉细弱

　　与盗汗不同，自汗是人体在不运动或稍微运动的情况下，就汗出涔涔，持续不断地出汗。自汗的人，一般都伴有不耐风寒、极易感冒、时时畏寒、气短气促、倦怠懒言、面色㿠白等症状。从中医上来讲，自汗主要是由气虚所致。

　　前面讲过，气的一个主要功能就是固摄作用，体内的液体之所以能待在它原本在的地方，就是气在起着固摄作用，而一旦气虚则固摄功能减弱，那么体内的阴液就会有一部分通过毛孔以汗的形式排出来。所以，虽然有的人一动没动却还是在不停地出汗。

　　中医认为，汗为心之液。它是由人体的精气化生，不可太过外泄。如果外泄得太多了，就会造成精气的损耗，于是出现神情倦怠、浑身无力、没有食欲等症状。一般来说，单独出现的自汗，经过治疗后很快就能好转。如果是由其他疾病引起的自汗，则需要先治疗已患的疾病才行。

吴老师叮嘱

　　在日常的生活中，自汗患者应注意随时擦汗。因为出汗的时候，最易遭受风邪，受凉感冒，所以要及时擦汗，并尽量保持衣服是干燥的。

 食疗

这样吃，可辅助治疗自汗

以下3种食疗方法，对于气虚自汗症有很好的辅助治疗作用。

1. 参芪粥
取人参5克，黄芪15克，大米100克，加适量清水，一起煮粥即可。

2. 人参白术粥
取人参5克，茯苓20克，白术15克以及大米100克，加适量清水，一起煮粥即可。

3. 黄芪鲤鱼汤
将黄芪用纱布包好，放在鲤鱼肚子里，按照日常的方法煲汤，喝汤吃肉。

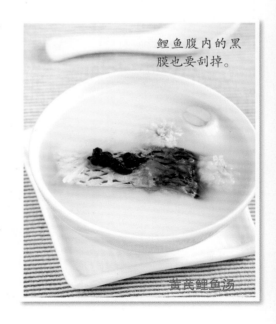
鲤鱼腹内的黑膜也要刮掉。

黄芪鲤鱼汤

按摩

常按心经、脾经及肾经上的穴位

治病原则：益气敛汗

用手指指腹依次按摩脾俞穴、心俞穴、肾俞穴、百会穴、合谷穴、复溜穴、气海穴、太溪穴，每次任选 3~5 个穴位，每个穴位 3~5 分钟。按摩的时候，力度要小，时间不宜过长。此方法适合任何年龄的自汗患者。

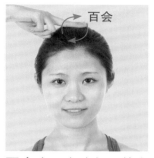

百会穴：在头部，前发际正中直上 5 寸。

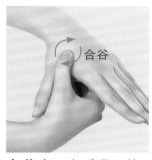

合谷穴：在手背，第 2 掌骨桡侧的中点处。

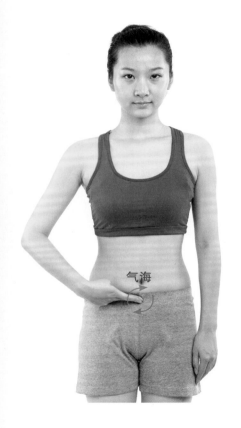

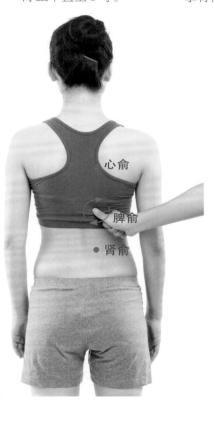

脾俞穴：在脊柱区，第 11 胸椎棘突下，后正中线旁开 1.5 寸。

肾俞穴：在脊柱区，第 2 腰椎棘突下，后正中线旁开 1.5 寸。

心俞穴：在脊柱区，第 5 胸椎棘突下，后正中线旁开 1.5 寸。

太溪穴：在踝区，内踝尖与跟腱之间的凹陷中。

复溜穴：在小腿内侧，内踝尖上 2 寸，跟腱的前缘。

气海穴：在下腹部，脐中下 1.5 寸，前正中线上。

肺气虚：常被人说面色苍白说话无力

在人体内，肺居胸中，它的位置最高，古人称为"华盖"，其上连气管，以喉为门户，开窍于鼻，为气体出入的通道。要是肺"怠工"了，人体就会出现哮喘、咳嗽、感冒等一系列疾病。在治疗这些疾病的时候，大家要注意，古人说："肺为娇脏，不耐寒热，不耐邪侵。"既然它这么娇嫩，就更不耐药物的"毒"侵了，因此选择无副作用的疗法很重要。

肺是身体内外气体交换的场所，人体之所以能正常地吸入清气、呼出浊气，就仰赖于肺的呼吸功能。其功能正常，则气道通畅，呼吸均匀和调，清气吸入充足，气机就容易顺畅。如果肺气不足，就会引起呼吸功能减弱，出现咳喘无力，气少不足以息，动则更甚，声音低怯，体倦乏力等气虚症状。如果是肺气郁结的话，就会出现胸闷、腹胀等气机壅滞的症状。

肺气能够将体内的浊气经口、鼻随呼气运动排出体外，它还能将脾所转输的水谷精微物质和津液，散布到全身以滋润和濡养各脏腑器官、四肢以及皮毛。如果肺气失于宣散，则可能出现呼吸不畅、胸闷喘咳、恶寒无汗等症状。

肺气有肃降作用，它能及时清肃肺和呼吸道的异物，保持其洁净，从而使肺气运动畅达无阻，所以肺又被称为"储痰之器"。

肺的肃降作用对维持肺本身的正常生理功能起着重要作用。若失肃降，则可能出现呼吸表浅或短促、咳喘气逆等症。

人体吸入的水液，经过脾的运化，精微物质通过肺气散布全身，同时多余的水分通过肺部的肃降作用，经过膀胱排出体外。如果肺失宣肃，肺通调水道的功能就会下降，水道不调，极易产生痰饮或水肿等病变。

汗孔不仅是排泄汗液的门户，其开合间的散气和闭气还能调节体温、抵御外邪。如果肺气不畅的话，毛孔就会堵塞，出现鸡皮疙瘩、发热、皮肤发痒等症状。

鼻的通气和嗅觉功能，都依赖于肺气的宣发作用。如果肺气宣畅，则鼻窍通畅，呼吸自如，而且嗅觉灵敏，香臭明辨。如果肺气的宣降失调，就会出现呼吸不畅、鼻塞不通、嗅觉迟钝等症状。

肺经穴位取穴视频

补肺气怎么吃？怎么补？

如果肺气虚衰，功能下降，就会导致气机宣降失常，影响呼吸，不仅会使人气短喘促，而且易感外邪，引发疾病。并且现代医学研究也表明，人的寿命长短与肺活量大小有密切的联系，肺活量的大小是衡量一个人健康状况和精力的标志之一。

吴老师叮嘱

坚持参加体育锻炼，有利于延缓肺组织老化。可根据自己体质来选择锻炼项目，比如步行、慢跑、跳绳、打太极拳等，这些活动都有改善肺活量的作用。

肺气虚的人可以多选用药食兼补之品， 如人参、黄芪、党参、白术、黄精、核桃仁、五味子等。

食材	食用方法	选购
花生 善补肺气，又能润肺，适宜肺虚久咳之人食用。凡肺虚之人，不分肺气虚或肺阴虚，都适宜用花生水煮服食，不可炒食	**煮食或者生食**。花生红衣具有凝血止血的功效，可以一同食用	不宜使用发芽或者发霉的花生，否则易引发食物中毒
鸭肉 《随息居饮食谱》称它能"滋五脏之阴，清虚劳之热，养胃生津"。民间也认为鸭是最理想的清补之物，阴虚体质宜食	**煲汤、炒菜、蒸食等**。鸭肉和沙参共同煲汤具有滋阴润燥，治疗干咳等作用	鸭的体表光滑，呈乳白色，切开后切面呈玫瑰色，表明是优质鸭肉
牛奶 营养丰富，更具有滋阴养液、生津润燥的功效。凡体质属肺气阴虚者，宜常食之，裨益颇多	**直接饮用**。过冷对牛奶亦有不良影响。当牛奶冷冻成冰时，其品质会受损害	把牛奶倒入干净的玻璃杯里，停几分钟，再倒出去。如果杯壁上有一层薄薄的均匀的挂杯，是正常的
梨 有生津、润燥、清热的作用，对肺阴虚，或热病后阴伤者最宜	**生食、蒸煮食用均可**。如果体质偏寒则不适宜直接食用生梨，并且吃梨后不宜直接饮用热水	梨皮看起来较厚，最好不要买，那样的果实粗糙并且水分不足。应该挑选梨皮细薄、没有疤痕的梨
银耳 有滋阴养胃、生津润燥的作用。银耳含有丰富的胶质、维生素、氨基酸、银耳多糖等营养物质，对肺气阴两虚者，最为适宜	**煲汤、凉拌等**。银耳凉拌时需先用沸水焯一下	银耳色泽呈现金黄色，有光泽，朵大体轻疏松，肉质肥厚，坚韧而有弹性，蒂头无耳脚、黑点，无杂质等为佳

咳嗽 宣通肺气显神奇

辨证治病

	实证		虚证
外感风寒	痰浊阻滞	肝气郁结	肝肾阴虚
无汗发热，鼻流清涕，并兼有感冒症状	痰多且稀薄，并伴有胸闷、痞闷、舌苔厚腻	干咳、胸胁疼痛、心烦、口苦、目赤	久咳不止，病程较长，老年体虚，干咳无痰或少痰，下午面部发热或发红，舌红少苔，脉细数

在中医上，引起咳嗽的原因有很多种，首先就是外感风寒或风热，壅遏了肺气。壅遏是什么意思？就是挡住了，它挡住了肺气，呼吸道不通畅了，于是就促生了咳嗽。

另一个原因是痰多阻滞。一般来说，正常人在吃进东西后，该消化的消化，该排出的排出，这就是脾胃消化和运化的功能。但是，一些脾胃虚弱的人，不能利用这些精微物质，就会化为痰浊等废物，储存在肺里面。而肺又是清虚之脏，它里面放不了任何东西，痰多阻滞在那儿后，人就会咳嗽，并伴有胸闷。

再一个原因就是肝肾阴虚，体内的津液少了，肺就失去了滋润。这么娇嫩的脏器一旦变得干燥，就会干咳不止。此症一般多见于热病、久病以及高龄的人。

吴老师叮嘱

中医认为，鱼、蟹、虾和肥肉等荤腥、油腻食物，可能助湿生痰，有的还可能引起过敏反应，从而加重病情。

食疗

止咳首选贝母粉

1. 贝母姜茶

用姜茶冲泡贝母粉，每次 2 克即可，适合于新咳的患者，或伴有风寒表证（即咳嗽伴有恶寒发热、鼻塞流涕）者。

2. 川贝蒸梨

取鸭梨 1 只，掏空去核；将 2~4 克川贝粉放入鸭梨中，隔水蒸鸭梨；晾凉后，即可吃梨。适合于久咳或伴有肺阴不足的患者。连吃 3~5 天，每天 1 次。

3. 贝母百合藕粉

取 2 克贝母粉，20 克百合粉，30 克藕粉，用沸水冲服，适合于久咳伴有肺脾两虚者。

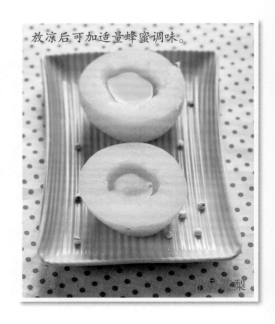
放凉后可加适量蜂蜜调味。

梨

贴敷 取胸背部穴位做贴敷

在天突穴、膻中穴、大椎穴、肺俞穴中，任选一个穴位。将半夏、天南星、白芥子各等量研末。每次取适量的药粉，用伤湿止痛膏贴在穴位上，24 小时换 1 次。4 个穴位可交替进行贴敷，两三次后，症状就能得到缓解。适用于咳嗽较重者，或呛咳频频者。

按摩 顺经按摩补肺气，逆经按摩清肺热

如果采用经穴按摩，可推揉肺经以开肺气。肺经起于人的中焦，先向下联络大肠，随后向上绕转经膈与肺相接，再从腋下分出，沿着手臂掌外侧，经过肘窝至腕部，从手拇指分出，另一支脉则从腕后分出，并于食指尖与大肠经相连接。经络中凡阴经的循行路线，皆是由里至外，故按此方向按摩者为顺为补，与其相反者为逆为泻。

常按肺经、大肠经上的穴位

治疗原则：宣通肺气、化痰止咳

用手指指腹依次按摩天突穴、膻中穴、尺泽穴、列缺穴、肺俞穴，每次取 3~5 个穴位，每个穴位 3~5 分钟。此方法适合任何类型的咳嗽患者。

兼有感冒症状的患者，可以加按风池穴、大椎穴、外关穴、合谷穴。

痰多的咳嗽患者，可以加按丰隆穴、脾俞穴。对丰隆穴进行重点按揉，按揉的时间可以是其他穴位的 2 倍。

由肝气郁滞引起咳嗽的患者，可以加按支沟穴、肝俞穴。

以上 4 个穴位，按摩的力度要重些，其中要对天突穴、膻中穴、尺泽穴进行重力按摩。

对于久咳不止的虚证患者，可以加按肝俞穴、肾俞穴、太渊穴、太溪穴，手法要轻柔，每次按摩时间不要太长，一天可按摩数次。

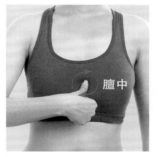

膻中穴：在胸部，横平第 4 肋间隙，前正中线上。

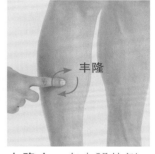

丰隆穴：在小腿外侧，外踝尖上 8 寸，胫骨前肌的外缘。

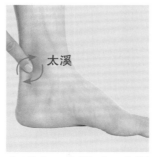

太溪穴：在踝区，内踝尖与跟腱之间的凹陷中。

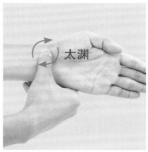

太渊穴：在腕前区，桡骨茎突与舟状骨之间，拇长展肌腱尺侧凹陷中。

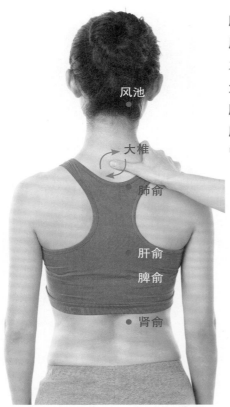

肺俞穴：在脊柱区，第 3 胸椎棘突下，后正中线旁开 1.5 寸。

风池穴：在颈后区，枕骨之下，胸锁乳突肌上端与斜方肌上端之间的凹陷中。

大椎穴：在脊柱区，第 7 颈椎棘突下凹陷中，后正中线上。

脾俞穴：在脊柱区，第 11 胸椎棘突下，后正中线旁开 1.5 寸。

肝俞穴：在脊柱区，第 9 胸椎棘突下，后正中线旁开 1.5 寸。

肾俞穴：在脊柱区，第 2 腰椎棘突下，后正中线旁开 1.5 寸。

尺泽穴：在肘区，肘横纹上，肱二头肌腱桡侧缘的凹陷中。

外关穴：在前臂后区，腕背侧远端横纹上 2 寸，尺骨与桡骨间隙中点。

合谷穴：在手背，第 2 掌骨桡侧的中点处。

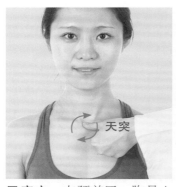

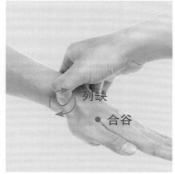

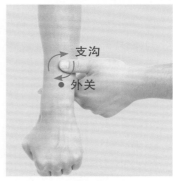

天突穴：在颈前区，胸骨上窝中央，前正中线上。

列缺穴：在前臂，腕掌侧远端横纹上 1.5 寸，拇短伸肌腱与拇长展肌腱之间，拇长展肌腱沟的凹陷中。

支沟穴：在前臂后区，腕背侧远端横纹上 3 寸，尺骨与桡骨间隙中点。

过敏性鼻炎 补足肺气不过敏

辨证治病

虚证

鼻塞、喷嚏、流清涕，微恶风寒，舌质淡红，苔薄白，脉浮紧或虚浮

患过敏性鼻炎的人越来越多，说到底，它主要是一个肺病的问题。过敏性鼻炎有一个非常明显的表现，就是不断地打喷嚏。其实，喷嚏从肾发来，从鼻子这儿走，实际上它是通过调动肾气，试图把肺的风寒等邪气赶出去。换句话说，就是肺气虚弱了，受不了外界的风寒、花粉之类的邪气，所以过敏性鼻炎才频繁发作。

前面讲过，因为肺主一身之气，当人体虚的时候，风寒等邪气乘虚而入，因此一方面肺气不足，另一方面又因邪气壅滞，肺无法宣发，而肺又开窍于鼻，这时候也容易引起过敏性鼻炎。所以，这类患者一定要保养好自己的肺，再尽量避免过敏原，就能预防过敏性鼻炎的发作。

> ### 💡 吴老师叮嘱
>
> 在春季花粉等过敏原较为常见的季节应该佩戴口罩，避免接触到过敏原。

食疗 过敏性鼻炎饮食禁忌

过敏性鼻炎患者忌食以下食物：
牛肉、含咖啡因饮料、巧克力、玉米、乳制品、蛋、燕麦、牡蛎、花生、鲑鱼、草莓、香瓜、辣椒、芥末等。

过敏性鼻炎患者可以多吃以下食物：
小白菜、白萝卜、菠菜、大白菜等；山药、糯米、红枣、莲子、红糖和桂圆等；姜、蒜、韭菜、香菜等暖性食物。

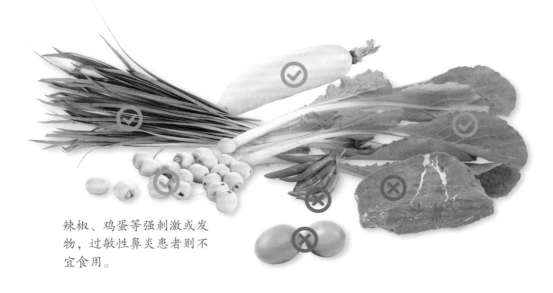

辣椒、鸡蛋等强刺激或发物，过敏性鼻炎患者则不宜食用。

按摩 常按肺经、大肠经、小肠经穴位及背腧穴

治疗原则：调肺补气固表，防御过敏外邪

用手指指腹依次按摩合谷穴、尺泽穴、迎香穴、上迎香穴、肺俞穴、脾俞穴等，每次选 3~5 个穴位，用中等力度按摩，每穴每次按摩 3~5 分钟。此方法适合任何类型的过敏性鼻炎患者。

按照病情的轻重缓急来确定按摩次数。在过敏性鼻炎发作期，每天至少按摩 2 次，同时还可加按风门穴、风池穴；在缓解期，每天至少按摩 1 次。

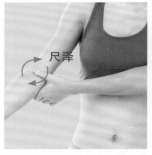

尺泽穴：在肘区，肘横纹上，肱二头肌腱桡侧缘凹陷中。

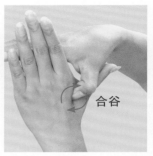

合谷穴：在手背，第 2 掌骨桡侧的中点处。

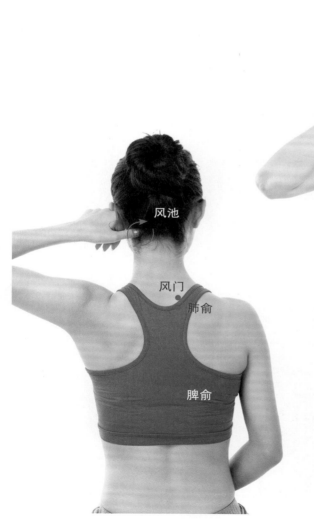

脾俞穴：在脊柱区，第 11 胸椎棘突下，后正中线旁开 1.5 寸。

肺俞穴：在脊柱区，第 3 胸椎棘突下，后正中线旁开 1.5 寸。

迎香穴：在面部，鼻翼外缘中点，鼻唇沟中。

上迎香穴：在面部，鼻翼软骨与鼻甲的交界处，近鼻唇沟上端处。

风门穴：在脊柱区，第 2 胸椎棘突下，后正中线旁开 1.5 寸。

风池穴：在颈后区，枕骨之下，胸锁乳突肌上端与斜方肌上端之间的凹陷中。

中药

随身携带自制的防过敏药物

分别将白芷、辛夷、细辛研末，各取等量，将药粉装在一个小瓶子里面，感觉不适的时候，拿出来闻一闻，有助于防治过敏性鼻炎。另外，在发作的时候，可以用伤湿止痛膏将药粉贴敷在相应穴位上，如印堂穴、迎香穴。此方法适合一般的过敏性鼻炎患者。

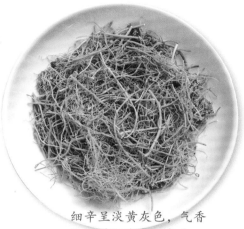

白芷断面呈白色或灰白色，气味芳香。

细辛呈淡黄灰色，气香而强烈，味辛，麻舌。

贴敷

在肺俞穴、大椎穴及风门穴上，用药物贴敷

分别将生黄芪、白术、防风、黄芩、细辛研末，各取等量，用伤湿止痛膏将药粉贴在相应穴位上。可供选择的穴位有：肺俞穴、大椎穴、风门穴，任选一穴，每 24 小时换 1 次。此方法适合虚证患者。

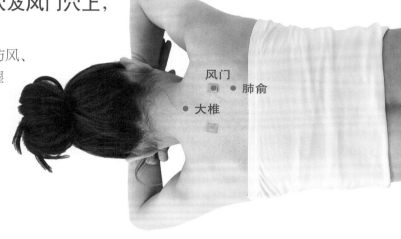

风门
肺俞
大椎

艾灸

依次温灸百会穴、足三里穴及肺俞穴

点燃艾条，依次温灸百会穴、足三里穴、肺俞穴，每个穴位温灸 3~5 分钟。在发作期，每天温灸 1 次；缓解期则可以隔天灸 1 次。此方法适合虚证患者。

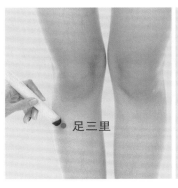

足三里

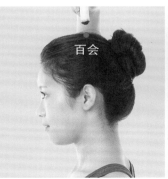

百会

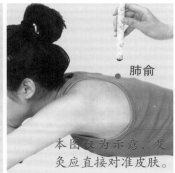

肺俞

本图仅为示意，艾灸应直接对准皮肤。

感冒 身体自有感冒大药

辨证治病

实证		虚证
风寒感冒	风热感冒	体虚外感
恶寒发热，无汗，头痛，肌肉酸痛，鼻塞声重，时流清涕，喉痒，咳嗽，咳吐稀白痰或清痰，口不渴，或喜热饮。舌苔薄白而浮，脉浮紧。好发于秋冬季节，外感风寒所致	发热重，头胀痛，有汗，咽喉红肿疼痛，咳嗽，痰黏或黄，鼻塞黄涕，口渴喜饮，舌尖边红，苔薄白微黄。多见于夏秋季，外感风热所致	发热，头痛，汗出，鼻鸣，干呕，脉浮缓或浮弱。好发于久病体弱的人，体虚不耐风邪

感冒是一种最常见的疾病，几乎每个人都感冒过。是不是所有的感冒都千篇一律地可以喝姜汤、服板蓝根冲剂呢？当然不是。感冒分很多种原因，需要对症治疗才行。

大体上，感冒分风热和风寒两种。风寒感冒就是遭受了风寒之邪，也就是我们说的"着了凉"，表现出来的症状是流清鼻涕，咳吐的痰也是清稀痰，会头痛发热，但是并不出汗。这时候，就可以煮一碗姜汤喝，将适量的红糖和姜用水煎煮服用。

风热感冒时由于遭受了热邪，一般发生在夏秋季。最典型的症状就是发热有汗、鼻塞并流黄鼻涕、咳吐出来的痰黏或黄。这时候，有清热解毒作用的板蓝根冲剂就派上了用场。

吴老师叮嘱

感冒时务必要使环境安静，空气清新，如此不致将病菌传染给别人，并因有充分的休息，而增强抵抗力。饮食应以清淡为宜，不吃过于油腻的食物。

中药 **将黄芩、苏叶、防风水煎，进行熏吸**

取黄芩、苏叶各20克，防风25克。将上述3种药物放在带有尖嘴的煎药砂锅中，加水熬煎。最后，用药液的蒸汽通过药锅尖嘴熏蒸颈部两侧及天突穴、风池穴，每次20分钟，能够有效地疏风解表，防治感冒。同时，也可用鼻子吸入蒸汽10分钟，每日1次。本方法适用于一般性的感冒初起者。

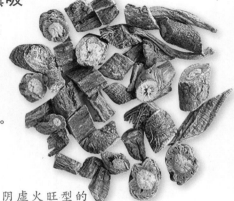

阴虚火旺型的感冒慎用防风。

常按肺经、大肠经上的穴位

按摩

治疗原则：解表宣肺

用手指指腹依次按摩风池穴、外关穴、列缺穴、尺泽穴、大椎穴等，每个穴位按摩 3~5 分钟。此方法适合任何类型的感冒患者。

风热感冒的患者，在前面穴位的基础上，加按曲池穴、合谷穴，力度稍重，时间稍长。

风寒感冒的患者，在前面穴位的基础上，加按风门穴。身体虚弱的患者，按摩的时候，力度要小，时间也不宜过长。

为了缓解感冒引起的鼻塞症状，可以加按迎香穴。双手的食指同时按揉左右两侧的穴位，时间为 3~5 分钟；头痛欲裂的感冒患者，可以加按太阳穴和印堂穴，每天按摩 2~4 次。

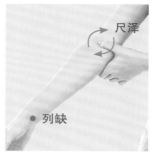

尺泽穴：在肘区，肘横纹上，肱二头肌腱桡侧缘凹陷中。

列缺穴：在前臂，腕掌侧远端横纹上 1.5 寸，拇短伸肌腱与拇长展肌腱之间，拇长展肌腱沟的凹陷中。

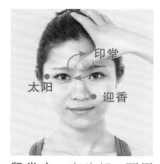

印堂穴：在头部，两眉毛内侧端中间的凹陷中。

太阳穴：在头部，眉梢与目外眦之间，向后约 1 横指的凹陷中。

迎香穴：在面部，鼻翼外缘中点，鼻唇沟中。

大椎穴：在脊柱区，第 7 颈椎棘突下凹陷中，后正中线上。

外关穴：在前臂后区，腕背侧远端横纹上 2 寸，尺骨与桡骨间隙中点。

合谷穴：在手背，第 2 掌骨桡侧的中点处。

风池穴：在颈后区，枕骨之下，胸锁乳突肌上端与斜方肌上端之间的凹陷中。

风门穴：在脊柱区，第 2 胸椎棘突下，后正中线旁开 1.5 寸。

曲池穴：在肘区，尺泽穴与肱骨外上髁连线的中点处。

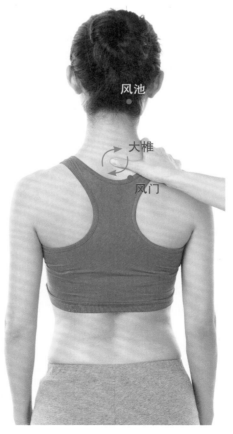 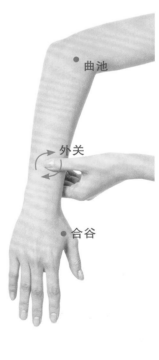

哮喘 关键在于通气道

辨证治病

实证	虚证	
	肺气虚弱	脾肾不足
呼吸困难，向外呼气的时候最舒服，伴有痰黄、发热等症状	呼吸较困难，向里吸气的时候最舒服，伴有气短、鼻流清涕等感冒症状，常见于久病的患者	呼吸较困难，伴有全身怕冷、大便溏薄或便秘、冒冷汗等

在生活中，哮喘病十分常见，而且还很缠人，它不止发作1次，总是反复发作。哮喘患者的常见症状是发作性的气急、喘息、胸闷或咳嗽，少数患者还可能出现胸痛等症状，患者接触宠物、烟雾、油漆、香水、花粉、灰尘等刺激性气体之后容易诱发哮喘。很多患者在哮喘发作时自己可闻及喘鸣音，症状通常是发作性的，多数患者可自行缓解或经治疗后缓解。清晨或夜间是哮喘的高发期。在中医上，我们把哮喘的原因分为内因和外因。

从内因上来讲，是人的脾肺之气薄弱，脾气不足就运化不了水湿，以致酿而成痰。痰浊形成，且储存在肺脏里面。此时，气道不畅，其痰排又排不出去，降也降不下来，它就会壅遏肺部。

在肺气不畅的情况下，再感受寒凉之气或花粉、粉尘之类的外邪，哮喘就发作了，这就是外因。所以，哮喘患者在保健的时候，要内外兼调。

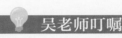

吴老师叮嘱

一般鲜海鱼、虾、蟹和秋茄等均易引起过敏发喘，哮喘患者应避免食用。

贴敷 巧选穴位和中药，穴位贴敷效果倍增

取肉桂、山萸肉、干姜各等量研末，取适量的药粉贴在脚底的涌泉穴上，每12小时更换1次。也可以贴敷在肚脐的部位，适合于虚寒型的哮喘患者。

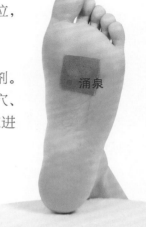

将五味子、乌梅捣烂，与等量的贝母粉放到一起做成贴剂。胸部的膻中穴、天突穴，背部的大椎穴、定喘穴、风门穴、肺俞穴、肾俞穴，及脚底的涌泉穴，任选一两个穴位进行贴敷，此方法适合于肺肾阴虚的患者。

其他的穴位贴敷法可以参考治疗咳嗽的方法进行。

涌泉

每12小时更换1次。

乌梅果核坚硬，呈椭圆形，棕黄色，表面有凹点。

按摩

常按肺经、任脉穴位及背腧穴

治疗原则：宣疏肺气、化痰止咳

用手指指腹依次按摩天突穴、膻中穴、尺泽穴、定喘穴、丰隆穴。哮喘症状明显的患者可以多按摩几次，隔 3~5 小时 1 次。此方法适合任何类型的哮喘患者。

兼有感冒症状的患者，可以加按外关穴、列缺穴；如果是久病体虚的哮喘患者，可以加按肺俞穴、肾俞穴、太溪穴；如果是气虚无力的患者，可以加按气海穴、关元穴。这些患者在按摩的时候，手法要轻柔，时间不宜过长。

对于偏热的哮喘患者，可以加按大椎穴、曲泽穴、涌泉穴，手法要适当加重，时间也可适当延长。

伴有便秘的肝肾不足的患者，可以加按天枢穴、大横穴、上巨虚穴，每次选取两三个穴位。

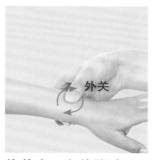

外关穴：在前臂后区，腕背侧远端横纹上 2 寸，尺骨与桡骨间隙中点。

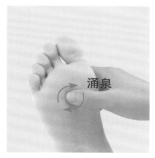

涌泉穴：在足底，屈足踡趾时足心最凹陷处。

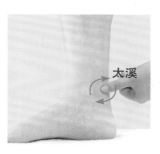

太溪穴：在踝区，内踝尖与跟腱之间的凹陷中。

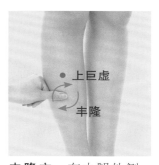

丰隆穴：在小腿外侧，外踝尖上 8 寸，胫骨前肌的外缘。

上巨虚穴：在小腿外侧，犊鼻穴下 6 寸，犊鼻穴与解溪穴连线上。

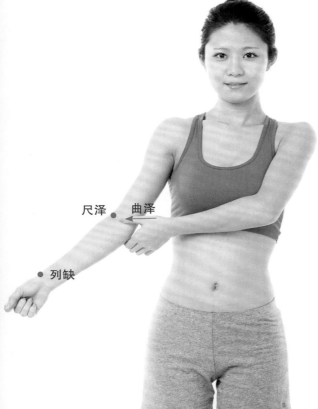

尺泽穴：在肘区，肘横纹上，肱二头肌腱桡侧缘凹陷中。

列缺穴：在前臂，腕掌侧远端横纹上 1.5 寸，拇短伸肌腱与拇长展肌腱之间。

曲泽穴：在肘前区，肘横纹上，肱二头肌腱的尺侧缘凹陷中。

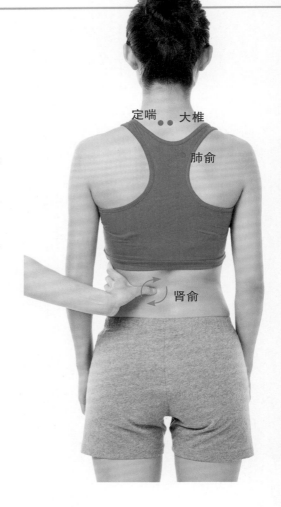

大椎穴：在脊柱区，第7颈椎棘突下凹陷中，后正中线上。

定喘穴：在脊柱区，横平第7颈椎棘突下，后正中线旁开0.5寸。

肺俞穴：在脊柱区，第3胸椎棘突下，后正中线旁开1.5寸。

肾俞穴：在脊柱区，第2腰椎棘突下，后正中线旁开1.5寸。

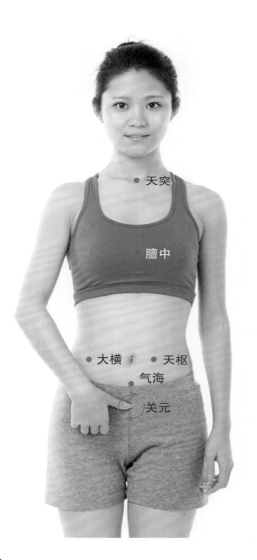

天突穴：在颈前区，胸骨上窝中央，前正中线上。

膻中穴：在胸部，横平第4肋间隙，前正中线上。

天枢穴：在腹部，横平脐中，前正中线旁开2寸。

大横穴：在腹部，脐中旁开4寸。

气海穴：在下腹部，脐中下1.5寸，前正中线上。

关元穴：在下腹部，脐中下3寸，前正中线上。

痤疮 肺气通了，痘痘就没了

辨证治病

肺气淤滞	脾胃湿热	冲任不调	肝气郁结
脸上黑头或白头痤疮居多，伴红色丘疹，或觉痒痛，鼻息气热，舌红、苔薄，脉数等	皮肤油腻，间有结节，或伴口臭，便秘溺赤，苔黄腻，脉滑数，或见脓疱囊肿，皮疹此起彼伏等	伴有月经不调，小腹胀痛，或月经来时皮疹增多和加重，舌红、脉弦	痤疮长期不愈，坚硬疼痛，色暗不鲜，或伴结节囊肿、瘢痕与色素沉着，舌暗红，脉滑

中医认为肺主皮毛、开窍于鼻，肺脏及肺经郁热的时候最容易长痤疮。简单地说，肺就代表着人的呼吸系统，吸纳清气，吐出浊气。当人体肺脏及肺经郁热，且又不能及时宣泄出去时，就会伤及皮毛，脸上就会长痤疮。这样的人往往同时还伴有嗓子疼、咳嗽等呼吸系统的症状。

肝气郁结也会引发痤疮。肝有藏血和疏泄的功能，肝功能正常了，人的血气才能畅通，面部皮肤也会得到滋养。而当肝气郁滞时，面颊就有可能出现痤疮。还有一些人的口唇部位有痤疮，因为热性的食物吃多了，在胃肠道中积火，影响到了胃肠道的功能。有些女性下巴上爱长痤疮，经期来的时候长，经期结束了就慢慢消失了，这就和内分泌有关。

> **吴老师叮嘱**
>
> 长痘痘时不要用手去挤，容易造成皮肤发炎，留下痘印。

食疗 痤疮食疗方

1. 枸杞鸽肉粥

取枸杞子 10 克，白鸽肉 50 克，大米 100 克，盐、香油各适量。白鸽肉洗净，剁成泥；枸杞子和大米放入砂锅中，加白鸽肉泥及适量水，小火煨粥，粥成时加入盐、香油，拌匀。每天早晚各服用 1 次，本方具有养阴润肤的功效。

2. 绿豆海带汤

取绿豆、海带各 20 克，玫瑰花 6 克，甜杏仁 9 克，红糖适量。将玫瑰花用纱布包好，与各食材同煮后，去玫瑰花，加红糖食用。每天 1 次，连服半个月。

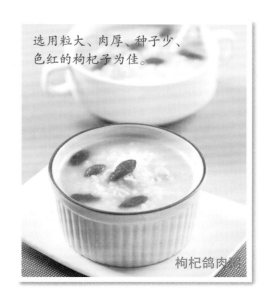

选用粒大、肉厚、种子少、色红的枸杞子为佳。

枸杞鸽肉粥

按摩

穴位按摩消痘痘

治疗原则：宣疏肺气

在面部进行大范围的按摩，避开痤疮部位和易感染的部位，力度可以适当加重，时间5~10分钟。此方法适合任何类型的痤疮患者。

用手指指腹依次按摩大椎穴、曲池穴、外关穴、合谷穴和风池穴，每个穴位3~5分钟。此方法适合于任何类型的痤疮患者。

兼有便秘的患者可以加按天枢穴、上巨虚穴，兼有肝气郁结的患者加按行间穴，兼有月经不调的患者加按血海穴、三阴交穴。

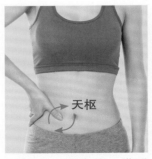

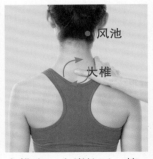

天枢穴：在腹部，横平脐中，前正中线旁开2寸。

大椎穴：在脊柱区，第7颈椎棘突下凹陷中，后正中线上。

风池穴：在颈后区，枕骨之下，胸锁乳突肌上端与斜方肌上端之间的凹陷中。

外关穴：在前臂后区，腕背侧远端横纹上2寸，尺骨与桡骨间隙中点。

合谷穴：在手背，第2掌骨桡侧的中点处。

血海穴：在股前区，髌骨内上缘上2寸，股四头肌内侧头的隆起处。

三阴交穴：在小腿内侧，内踝尖上3寸，胫骨内侧缘后际。

行间穴：在足背，第1、第2趾间，趾蹼缘后赤白肉际处。

上巨虚穴：在小腿外侧，犊鼻穴下6寸，犊鼻穴与解溪穴连线上。

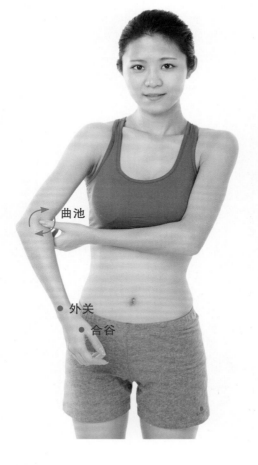

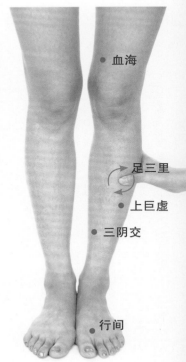

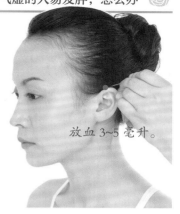

放血

耳尖放血治疗丘疹型痤疮

用双手将耳朵搓红，并将耳尖局部用酒精消毒后，用消毒针轻刺耳尖，将血挤出，至不出血为止。最后，将针孔用酒精消毒1次。如果家里没有消毒针和酒精的话，可到医院进行耳尖放血，此方法对于发红发热的丘疹型痤疮效果最佳。

放血3~5毫升。

刮痧

背部刮痧、拔罐，清热祛毒

痤疮虽然长在面部，但背部有痤疮的反应点，调整脏腑的背腧穴也在背部，因此在背部刮痧、拔罐能起到清热祛毒的作用。可分别将面部和背部分成三部分，看痤疮长在哪个部分比较多。如果长在下部多，就在背部膀胱经下部的腧穴上刮痧、拔罐；如果长在中部多，就在背部膀胱经中部的腧穴上刮痧、拔罐。另外，无论痤疮长在脸部的哪个位置，都可以在大椎穴上拔罐。本证多适用于风热或热证引起痤疮。

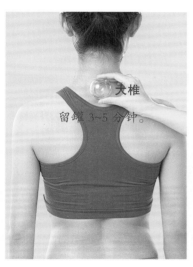

大椎

留罐3~5分钟。

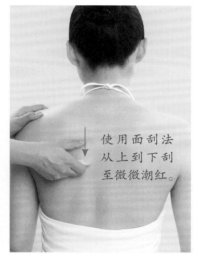

使用面刮法从上到下刮至微微潮红。

面膜不要调得太稀。

面膜

中药做面膜敷脸

取白菊花、白藓皮、白芷、白及、白僵蚕各等份研末，用筛子去粗取精，存储备用。做面膜的时候，取出适量，再搅和等份的黄豆粉，用西红柿汁、黄瓜汁或芹菜汁调和，加入蛋清和维生素E胶丸，调匀敷脸即可。每次敷30~45分钟，一周两三次。此法适用于痤疮日久、局部伴有色素沉着者。

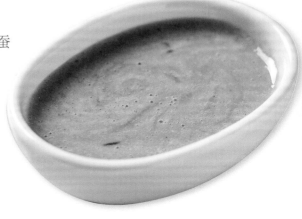

脾气虚：没胃口，动不动就喊累

五脏中的脾是居中的，它是仓廪之官，也就是管仓库的。脾的最大功能是负责运化。我们吃进来的食物，经由胃消化后，由脾将这些精微物质及水液输送给其他脏器。脾的这种传输作用对生命来说是非常重要的，人的各种活动和器官的运行都需要靠它来进行。所以，中医把它称为"后天之本"。后天养生养什么？首先是养脾。

脾气健运，机体的消化吸收功能才能健全，才能为化生气、血、津液等提供足够的养料，才能使全身脏腑组织得到充分的营养，以维持正常的生理活动。若脾失健运，机体的消化吸收功能便因之而失常，就会出现腹胀、便溏、食欲缺乏以致倦怠、消瘦和气血不足等病理变化。

脾运化的水谷精微是生成血液的主要物质基础。脾气健运，化源充足，则气血旺盛、血液充足；脾有统摄血液在脉内运行，不使其溢出脉外的作用，并且具有摄汗的功能，不会令汗液妄出。若脾失健运，生血物质缺乏，则血液亏虚，就会出现头晕眼花，面、唇、舌、爪甲淡白等症状；若脾失健运，阳气虚衰，不能统摄血液，就会出现皮下出血、便血、尿血、崩漏等症状，尤以下部出血多见。

脾主升清，升清是指对水谷精微等营养物质的吸收和将其上输于心肺头目，以营养全身的功能。同时，脾气升发，又能使机体内脏维持于正常位置，不致下垂。如脾气不能升清，则水谷不能运化，气血生化无源，可出现神疲乏力、眩晕、泄泻等症状。脾气下陷的话，则可见久泻脱肛甚至内脏下垂等。

人体肌肉、四肢所需的营养，靠脾运化水谷精微以供给。若脾健康，肌肉紧绷、有弹性，浑身有劲，不易疲劳。若脾失健运，气血化源不足，肌肉失养，就会导致肌肉瘦削或痿软、倦怠无力等。

人的饮食及口味与脾的运化功能直接相关，而且口唇的色泽是脾胃运化水谷精微的功能状态的反映。脾气强健，则饮食、口味正常，口唇色泽红润、有光泽。如果脾失健运，不仅会导致食欲缺乏，还会引发口味异常，如口淡无味、口腻、口甜等；如脾失健运，气血生化无源，则口唇色淡无华，甚至萎黄不泽。

脾经穴位取穴视频

补脾气怎么吃？怎么补？

脾气虚是指脾气不足，失其健运。多因饮食不节，劳累过度，久病耗伤脾气所致。其后历代医家对脾气虚证进行深入研究及发挥，指出脾主运化，是气血生化之源，为后天之本。

> **吴老师叮嘱**
>
> 过量食用甜食、糕点也会加重脾胃的负担，脾虚患者需要特别注意。

脾气虚的患者可以多食用一些具有健脾养胃功效的食物， 如山药、土豆、芋头等。

食材	食用方法	选购
红枣 有益气养血，补脾健胃，强神壮力之功。适用于脾胃虚弱，气血不足，贫血缺血者	**生食、煲汤等做法。** 熟食每次不宜过多，食入过多则助湿生热，胃胀中满，损坏牙齿	优质红枣整体很饱满，裂纹的地方也较少
白扁豆 具有止泄泻，暖脾胃的功效。《本草求真》中说："扁豆如何补脾？盖脾喜甘……故能于脾而有益也。"	**蒸煮、煲汤等。** 白扁豆不易煮熟，需要提前浸泡	以粒大、饱满、色白者为佳。小颗粒，不饱满的不宜选购
菠菜 可促进胃和胰腺分泌，增食欲，助消化；丰富的纤维素还能帮助肠道蠕动，有利排便	**炒食、凉拌等。** 不过，菠菜草酸含量高，妨碍钙质吸收，在烹煮前适宜轻焯，除去草酸	植株健壮，整齐而不断，捆扎成捆；根上无泥，捆内无杂物；不抽薹，无烂叶
圆白菜 有健脾养胃、缓急止痛、解毒消肿的作用，可用于内热引起的胸闷、口渴、咽痛、小便不通和腹腔隐痛等症	**炒食等。** 圆白菜与薏米、陈皮、蜂蜜同煨可用于辅助治疗胃脘胀痛、上腹胀满及胃、十二指肠溃疡	应选菜球紧实的，用手摸去越硬实越好。同重量时体积小者为佳
山药 有健脾益气，养阴之功。用于脾虚气弱，食少便溏或泄泻等症	**炒食、煲汤、蒸食等。** 山药补而不滞，不热不燥，不论男女老幼、有病无病、体健体弱，都适合食用	大小一样的山药，较重的较好，同一品种的须毛越多越好，须毛越多的山药口感更面，含山药多糖更多
黄豆 含有丰富的可溶性纤维，能促进肠胃蠕动，起到通便作用，同时还能降低血液中的胆固醇含量	**煲汤、炒食、打豆浆等。** 黄豆易引发胀气，制作时一定要充分熟透	外皮色泽光亮、皮面干净、颗粒饱满且整齐均匀就是好黄豆

胃脘痛 改善胃腑环境

辨证治病

肝气犯胃	脾胃湿热	饮食伤胃	瘀血阻滞	脾胃虚弱
胃脘胀痛、窜痛，连及胸胁，嗳气或叹气后症状减轻，恼怒或抑郁时复发或加重，胸闷、口苦、大便成形但排泄不畅，舌淡红、苔薄白	胃脘灼热，胀满疼痛，肢体困重，大便不爽，小便短赤不利，口干却不想喝水，舌淡红、苔薄黄或黄腻	胃脘疼痛、胀满，呕吐，食物不消化，吐后症状减轻，大便不畅，便后舒畅，舌苔厚腻	胃痛频发，痛如针刺刀割，痛有定处而拒按，饭后疼痛加剧，舌质紫暗或有瘀点	胃脘隐痛、绵绵不休，得温则舒，劳累或受凉后发作或症状加重，并伴有面色萎黄、神疲乏力、胆怯少语、畏寒肢冷、舌苔薄白

在中医疾病中，慢性胃炎、急性胃炎、浅表性胃炎、胃溃疡等胃病都属于"胃脘痛"的范畴。中医治疗这些疾病的原理都是相通的，因为我们改变的是体内的寒、热、虚、实的环境，治疗的是疾病之本。

引起胃脘痛最常见的原因就是饮食不节。很多人根本不顾自己肠胃是否能承受得了，或暴饮暴食，或大量饮酒，久而久之，胃腑就受伤了。而中医认为，胃脘痛的主要原因是气机不畅。中医讲，通则不痛，痛则不通。所以，爱生气的人、湿热体质的人、伴有瘀血阻滞的人及久病体虚的人，都易患胃脘痛。居家保健之前，要根据症状分清病因。

吴老师叮嘱

平时饮食中要尽量避免食用过凉、过热、过辣等具有强烈刺激性的食物。

 贴敷 用芳香药物贴穴位，可行气止痛

将蔻仁研末，用胶布将其贴敷在耳部的脾、胃、肺、大肠、神门、交感等反射区，每12小时更换1次。也可以用花椒或白胡椒代替蔻仁。这些药物自身带有芳香气味，进入体内会自行走窜，有助于调理人体气机，最适合肝郁气滞的患者。

同样选用豆蔻仁或花椒或白胡椒，研末，在肾俞穴、脾俞穴和足三里穴中任选1穴，用胶布将药物贴在穴位处，每两天换1次。本法适用于脾阳亏虚型胃脘疼痛患者。

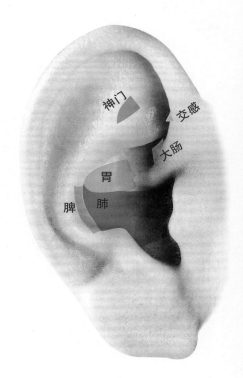

神门 交感 大肠 胃 肺 脾

食疗

胃痛食疗方

1. 糯米百合粥

取糯米 100 克，百合 50 克，红糖适量，加水煮成粥服用。本方有补中益气、健脾止泻、养胃润肺的作用，可治阴虚胃痛、多食易饥、心烦失眠等症。

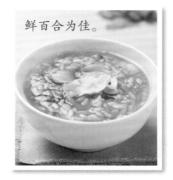

鲜百合为佳。

2. 姜糖苏叶饮

取姜 5 克，苏叶 3 克，放入茶杯内，用开水浸泡 5 点至 10 分钟后，去渣，加入红糖搅匀，趁热服用。本方有发汗解表、祛寒健胃的作用，可治恶心呕吐、胃痛、腹胀等症。

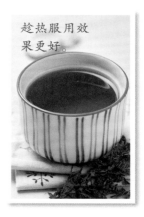

趁热服用效果更好。

5 款养胃食谱

1. 三皮粥

取陈皮、桂皮、橙皮各 10 克，大米 80 克。将上述材料洗净，加适量清水，一起煮粥。此粥能够疏肝理气，尤其适合肝郁犯胃的患者。

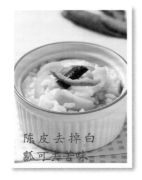

陈皮去掉白瓤可去苦味。

2. 芹菜粥

取鲜芹菜 100 克，大米 50 克，盐适量。将大米煮成粥，加入洗净切好的芹菜段，小火炖至米烂后，加盐调味即可。此粥可清热利湿，适合胃热的患者。

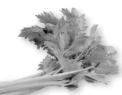

芹菜叶宜保留。

3. 参芪粥

取党参、黄芪各 15 克，大米 60 克。一起煮粥。此粥能补气，适合气虚的患者。或者，取茯苓

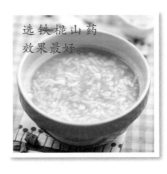

选铁棍山药效果最好。

15 克，山药 20 克，和大米一起煮粥，能养脾胃，适合脾胃虚弱的体虚之人。

4. 银耳石斛羹

取银耳 10 克，石斛 20 克。将银耳泡发、洗净，与石斛加水炖服。银耳和石斛都有滋阴补液的作用，此汤适合胃阴不足的患者。

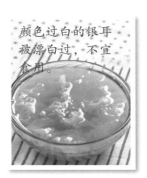

颜色过白的银耳被漂白过，不宜食用。

5. 姜红枣粥

将洗净的大米、糯米、红枣、姜丝放在锅内，加水，同煮至熟。淋姜汁，下红糖。再熬 5 分钟关火，焖 3 分钟即可。此粥具有暖胃祛寒的功效，尤其适合胃寒的患者。

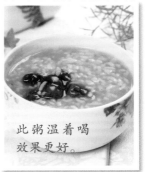

此粥温着喝效果更好。

按摩 常按任脉、脾经、胃经及肝经穴位

治疗原则：和胃止痛、疏肝理气

用手指指腹依次按摩上脘穴、中脘穴、下脘穴、内关穴、足三里穴、胃俞穴，每次可任选 3~5 个穴位，每个穴位按摩 3~5 分钟。

肝郁气滞的患者，在前面穴位的基础上，加按期门穴、太冲穴；脾胃湿热的患者，加按合谷穴、曲池穴；瘀血阻滞的患者，加按膈俞穴、血海穴。在按摩的时候，均要加大力度，以便起到清泻的作用。

脾胃虚弱的患者，在前面穴位的基础上，加按脾俞穴、气海穴、三阴交穴。按摩的力度要小，时间适当缩短。

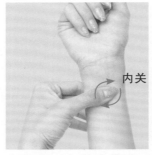

内关穴：在前臂前区，腕掌侧远端横纹上 2 寸，掌长肌腱与桡侧腕屈肌腱之间。

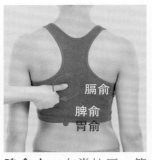

脾俞穴：在脊柱区，第 11 胸椎棘突下，后正中线旁开 1.5 寸。

膈俞穴：在脊柱区，第 7 胸椎棘突下，后正中线旁开 1.5 寸。

胃俞穴：在脊柱区，第 12 胸椎棘突下，后正中线旁开 1.5 寸。

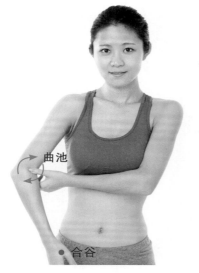

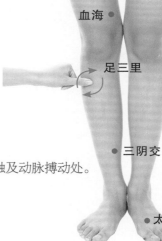

上脘穴：在上腹部，脐中上 5 寸，前正中线上。

中脘穴：在上腹部，脐中上 4 寸，前正中线上。

下脘穴：在上腹部，脐中上 2 寸，前正中线上。

足三里穴：在小腿前外侧，犊鼻穴下 3 寸，犊鼻穴与解溪穴连线上。

期门穴：在胸部，第 6 肋间隙，前正中线旁开 4 寸。

太冲穴：在足背，第 1、第 2 跖骨间，跖骨底结合部前方凹陷中，或触及动脉搏动处。

气海穴：在下腹部，脐中下 1.5 寸，前正中线上。

三阴交穴：在小腿内侧，内踝尖上 3 寸，胫骨内侧缘后际。

曲池穴：在肘区，尺泽穴与肱骨外上髁连线的中点处。

合谷穴：在手背，第 2 掌骨桡侧的中点处。

血海穴：在股前区，髌骨内上缘上 2 寸，股四头肌内侧头的隆起处。

胃下垂 增强脾胃之气的托举力

辨证治病

实证	虚证
胃脘或胀或痛，胃中灼热，口燥咽干，口干想喝水，食欲不好，口苦口臭，大便干结，小便黄赤。面色略红，舌质红、少津或有裂纹、无苔，脉细数或细涩	腹中感觉寒凉，得温则舒，喜欢热饮热食。面色萎黄，食后脘腹胀闷，困乏无力，形体瘦削，气短懒言。舌淡苔白，脉缓弱

　　胃下垂，其实是西医的说法。中医上称之为"胃缓"，这一名称首见于《黄帝内经》。熟悉人体解剖的人都知道，我们正常人的胃就像一个小鱼钩，位于人的中焦，到达不了骨盆。但是，当人体的肌肉和韧带松弛的时候，就会下垂，严重的甚至会下达至盆腔。

　　那么，胃腑怎样才能待在它本来的位置呢？主要是靠脾胃之气的托举。脾气和胃气亏虚的时候，胃腑就会下垂。很多人在饮食上长期不节制，总是暴饮暴食，喜食膏粱厚味，造成脾胃湿热，使得脾胃之气受到了损伤。另外，劳倦过度、久病的人常常都伴有脾胃之气的亏虚，易患胃下垂。

吴老师叮嘱

　　吃饱饭以后不宜进行剧烈活动，这样有可能会造成胃下垂。

贴敷 中药贴敷百会穴，每天半小时

按照 3:1 的比例取升麻、葛根，将其捣碎后，用醋调拌，贴敷百会穴，时间为 0.5~1 个小时，每天 1 次。

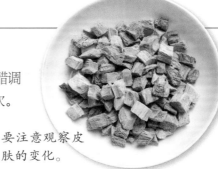

要注意观察皮肤的变化。

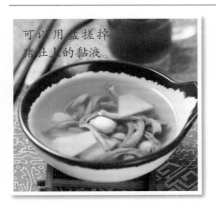

可以用盐搓掉猪肚上的黏液。

食疗 胃下垂食疗方

莲子猪肚汤

　　取猪肚 1 具，莲子、山药各 50 克。将猪肚洗净切碎，山药切小块，和莲子一同放入锅内，加水，小火炖煮 1 小时即可，早晚各服 1 次，隔日 1 剂。10 天为一个疗程。山药、莲子可补中益气，养胃阴，猪肚为"补脾胃之要品"。所以此粥对胃下垂患者有很好的疗效。

6 款能升阳举托的食谱

1. 四红汤

取红枣 10 枚,红薯 1 个,红豆 30 克,红曲 50 克。将上述材料洗净,红薯去皮、切好,一起煮粥。红枣能补益气血,红薯能润燥,红豆能清热化湿,红曲则能养胃补气。这款粥非常适合体内偏热有湿的胃下垂患者。

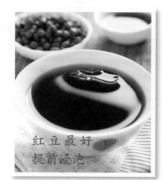

红豆最好提前浸泡。

2. 二肉粥

取鸡肉、羊肉各 50 克,大米 100 克。将鸡肉、羊肉洗净切丝,大米洗净,加清水,一起煮粥。出锅前,放入姜丝,加盐调味即可。这款粥适合胃寒、胃气亏虚的患者。

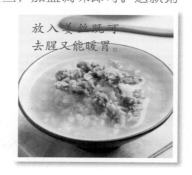

放入姜丝既可去腥又能暖胃。

3. 参芪山药粥

取适量的黄芪、山药和党参,三者的比例为 1:2:1。将上述材料洗净,山药去皮、切块,加大米和水,一起煮粥。这款粥适合气虚、不耐寒邪的患者。

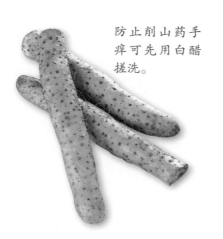

防止削山药手痒可先用白醋搓洗。

4. 薯药双蒸

取适量的红薯和山药,两者的比例为 2:1。将红薯和山药均洗净、去皮,切块,放入锅中隔水蒸煮,蒸熟即可。此方适合各种类型的胃下垂患者。

山药也可用芋头、土豆等代替。

5. 桑芪鲫鱼汤

取黄芪 15 克,桑麻 12 克,鲫鱼 1 条。鲫鱼洗净,将黄芪、桑麻塞进鱼肚子里。锅里放油,将鲫鱼的外皮煎黄,加水,大火烧开转小火煮 20 分钟,加盐调味即可。此汤适合气虚偏寒的患者。

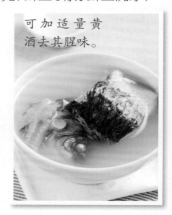

可加适量黄酒去其腥味。

6. 桑芪蒸羊肉

取黄芪 15 克,桑麻 12 克,羊肋条肉 500 克。将羊肋条肉洗净、切块,并加酱油、盐等调料调味。将黄芪、桑麻煎煮后取药汁,用药汁蒸腌制的羊肉,蒸熟即可。此方适合体质偏寒的患者。

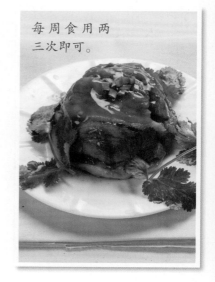

每周食用两三次即可。

按摩

常按任脉、脾经、胃经穴位及背腧穴

治疗原则：健脾益气

用手指指腹依次按摩百会穴、中脘穴、下脘穴、气海穴、关元穴、足三里穴、胃俞穴、脾俞穴、三阴交穴等，每次可以选3~5 个穴位，但是每次百会穴均为必按的穴位，因为它是升清降浊的要穴。实证的患者用中等力度按摩，虚证的患者手法要轻柔。

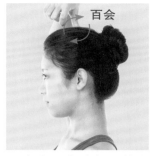

百会穴：在头部，前发际正中直上 5 寸。

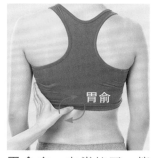

胃俞穴：在脊柱区，第12 胸椎棘突下，后正中线旁开 1.5 寸。

中脘穴：在上腹部，脐中上 4 寸，前正中线上。

下脘穴：在上腹部，脐中上 2 寸，前正中线上。

气海穴：在下腹部，脐中下 1.5 寸，前正中线上。

关元穴：在下腹部，脐中下 3 寸，前正中线上。

三阴交穴：在小腿内侧，内踝尖上 3 寸，胫骨内侧缘后际。

足三里穴：在小腿前外侧，犊鼻穴下 3 寸，犊鼻穴与解溪穴连线上。

脾俞穴：在脊柱区，第 11 胸椎棘突下，后正中线旁开 1.5 寸。

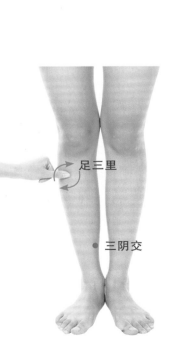

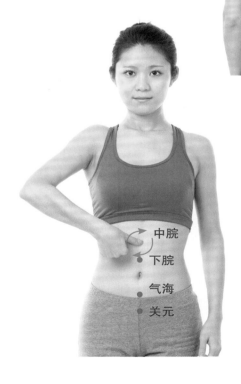

呃逆 胃气上逆是病因

辨证治病

实证		虚证	
胃寒呃逆	胃火呃逆	脾肾阳虚	胃阴不足
呃声沉缓有力，胃脘不舒，得热则减，得寒则甚。舌苔白润，脉象迟缓	呃声洪亮，冲逆而出，口臭烦渴，小便短赤，大便秘结，舌苔黄，脉象滑数	呃声不断，气不接续，手足不温，面色苍白，食少困倦，腰膝无力，小便清长，大便稀溏，舌质淡，苔白润，脉沉弱	呃声气促而不连续，口舌干燥，口渴但不想喝水，喜冷饮，烦渴不安，舌质红绛、无苔或少苔，脉象细数

饭吃得过饱，打个嗝，很正常。但假如"嗝"打个不停，则变成一件很让人头疼的事。"打嗝"又称"膈肌痉挛"。中医上指气逆上冲，喉间呃呃连声，声短而频，不能自行控制的一种病症。它常常是因为进食吞咽仓促、受凉或精神刺激等因素，引起膈肌暂时性痉挛而产生，胃气上逆是根本原因。因此，日常保健就应该降胃气、调气机。

> ### 💡 吴老师叮嘱
>
> 婴儿打嗝时，可将婴儿抱起，用指尖在婴儿的嘴边或耳边轻轻搔痒，一般至婴儿发出笑声，打嗝即可停止。

妙招 紧急止嗝法

深呼吸法
在进食时发生打嗝可以暂停进食，做几次深呼吸，往往在短时内能止住。

惊吓法
趁着打嗝者不注意猛拍一下他的后背，可以快速止嗝。这是因为惊吓作为一种强烈的情绪刺激，可通过皮层传至皮下中枢，抑止膈肌痉挛。但患有高血压和心脏病的人不能使用此法。

喝水弯腰法
将身体弯曲，大口喝温水，因胃部离膈肌较近，可从内部温暖膈肌，在弯腰时，内脏还会对膈肌起到按摩作用，缓解膈肌痉挛，瞬间达到止嗝的目的。

水不要喝得太急，否则容易带进空气。

轻揉眼球止嗝法
闭目，食指置于眼眶两侧，然后用食指指腹按照顺时针的方向揉压眼皮，直到停止打嗝。用力不可太过，可以自行按摩，也可以让亲友帮忙按摩。此方法适合任何类型的打嗝患者，但注意，心率在每分钟 60 次以下的患者禁用，青光眼、高度近视和心脏病的患者不宜使用此法。

按摩

常按脾经、胃经及肝经上的穴位

治疗原则：降胃气、调气机

用手指指腹依次按摩中脘穴、内关穴、胃俞穴、足三里穴，每个穴位按摩3~5分钟。此方法适用于任何原因引起的打嗝。

由于气滞引起打嗝的患者，在前面穴位的基础上，加按期门穴；胃热的患者，加按内庭穴，力度适当加重，每个穴位按摩3~5分钟，每天按摩1次。

脾胃虚寒的患者，在前面穴位的基础上，加按气海穴，手法要轻柔，每个穴位3~5分钟。也可以用艾条温灸这些穴位，祛寒的效果尤佳。

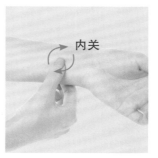

内关穴：在前臂前区，腕掌侧远端横纹上2寸，掌长肌腱与桡侧腕屈肌腱之间。

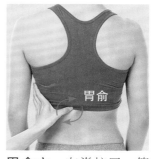

胃俞穴：在脊柱区，第12胸椎棘突下，后正中线旁开1.5寸。

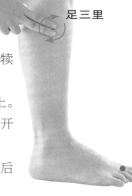

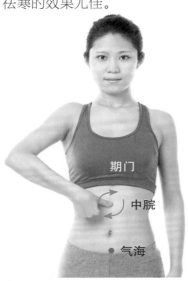

足三里穴：在小腿前外侧，犊鼻穴下3寸，犊鼻穴与解溪穴连线上。

中脘穴：在上腹部，脐中上4寸，前正中线上。

期门穴：在胸部，第6肋间隙，前正中线旁开4寸。

内庭穴：在足背，第2、第3趾间，趾蹼缘后方赤白肉际处。

气海穴：在下腹部，脐中下1.5寸，前正中线上。

打嗝急性发作时，面部穴位显神效

在急性打嗝发作的时候，可以用棉签似的棒状物压人中穴，稍稍用力，效果立竿见影，一按就灵。同时，还可以按压印堂穴、攒竹穴、睛明穴。

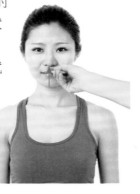

也可用刮痧板单角按压。

拍打背部膀胱经

双手空握拳，用拳面拍打或按压背部膀胱经的循行部位（脊柱旁开1.5寸）。此方法可以温肾助阳，尤其适合体寒的呃逆患者。

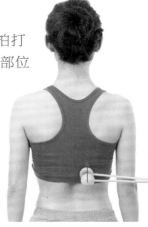

也可使用按摩槌敲击5~10分钟。

口腔溃疡 口腔全靠脾气养

辨证治病

实证	虚证
脾胃湿热	脾气不足
经常发作，疮面鲜红或有明显的渗出物，口气较重，舌质偏红，舌苔黄腻，脉象滑数	疮面淡白，略有渗出物，久久不愈。口味清淡或无，面色萎黄，身体较弱，舌质淡、苔薄或微腻，脉沉细

中医认为，脾开窍于口，口腔黏膜色泽、味觉、活动功能都和脾有关。平时多忧思恼怒，嗜好烟、酒、咖啡，过食肥甘厚腻的人，都会导致脾胃积热，上冲到口腔，就会引发口腔溃疡；另外，有的人脾气不足，脾的运化能力下降，营养物质无法上升，口腔失去滋养，也会滋生溃疡。所以，易患口腔溃疡的人，养生要从健脾入手。

吴老师叮嘱

经久不愈，大而深的舌头溃疡，有可能是一种癌前病损，极易癌变，必要时做活检以明确诊断。

食疗

多吃清淡利水食物

湿者水也，最容易阻遏阳气，因此为了预防脾胃为水湿困阻，导致气机不畅而发生口腔溃疡，除了饮食要清淡，少食膏粱厚味、过咸之品，以防滋生痰湿、引发水钠潴留，还可食用一些诸如茯苓、冬瓜皮、红豆、薏米、玉米须、白扁豆、鲤鱼等药食两用之品。因为中医认为，它们性味平淡，而淡者可通利水道、令小便通畅、尿量增多，水湿由此而出。

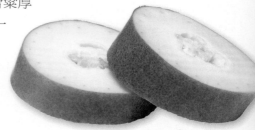

冬瓜带皮食用利水效果更好。

冲泡莲子心和黄芪，代茶饮

取莲子心 3 克，黄芪 5 克，用沸水冲泡，频饮。莲子心和黄芪要一天一换，对于脾经湿热的实证患者尤为见效。

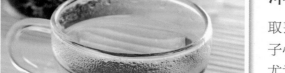

可加适量蜂蜜调味。

治口腔溃疡从健脾入手

1. 红豆藕汤

取红豆 100 克，白扁豆 80 克，鲜藕 300 克。将鲜藕去皮、去节，洗净，切成块待用。红豆、白扁豆分别洗净，放入锅中，加水煮至将熟，加入鲜藕煮熟即成。有疏肝健脾之功效。

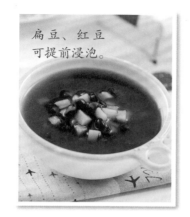

扁豆、红豆可提前浸泡。

2. 胡萝卜小米粥

胡萝卜 50 克，小米 80 克。胡萝卜洗净切小块，小米淘净，同煮成粥。每日 1 次。连服两周。可益脾开胃、补虚明目。

粥中可以加几滴食用油。

3. 薏米百合汤

薏米 50 克，百合 10 克洗净，加适量水，小火煮约 1 小时至熟，放温加白糖、蜂蜜调匀即可。可益气生津，健脾利湿。

晚上食用百合还可安神。

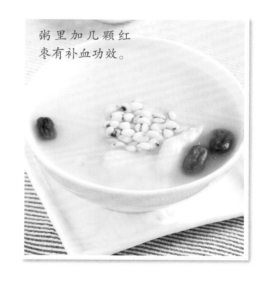

粥里加几颗红枣有补血功效。

外涂 药物外涂患处

取适量的乌梅、五倍子，将两味药一起加水煎汤，去渣取汁。等药汁晾凉后，用棉签蘸药汁，点涂疮面。本法适合脾胃湿热引起的口腔溃疡患者。

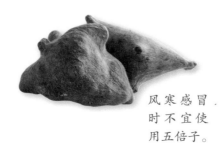

风寒感冒时不宜使用五倍子。

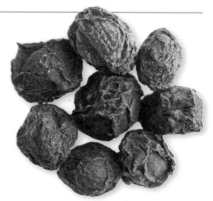

乌梅可以切碎再煎煮。

常按脾经、胃经上的穴位

治疗原则：清化脾湿、健脾养血

用手指指腹依次按摩口周的穴位，如地仓穴、颊车穴、下关穴、承浆穴、廉泉穴，每个穴位3~5分钟。此方法适合各种类型的口腔溃疡患者。

在前面穴位的基础上，再按摩远端的穴位，如合谷穴、足三里穴、三阴交穴。每天一两次，10天为一个疗程。急性患者至少需要按摩一个疗程，慢性患者需三个疗程。

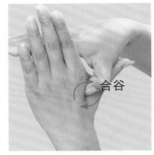

合谷穴：在手背，第2掌骨桡侧的中点处。

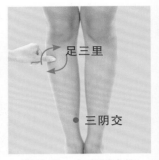

三阴交穴：在小腿内侧，内踝尖上3寸，胫骨内侧缘后际。

足三里穴：在小腿前外侧，犊鼻穴下3寸，犊鼻穴与解溪穴连线上。

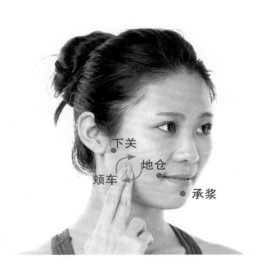

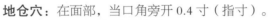

地仓穴：在面部，当口角旁开0.4寸（指寸）。

颊车穴：在面部，下颌角前上方1横指（中指）。

下关穴：在面部，颧弓下缘中央与下颌切迹之间凹陷处。

承浆穴：在面部，颏唇沟的正中凹陷处。

廉泉穴：在颈前区，喉结上方，舌骨上缘凹陷中，前正中线上。

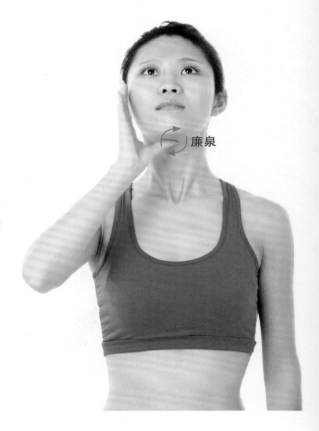

腹泻 脾气虚了，食物运化不好

辨证治病

急性腹泻			慢性腹泻	
寒湿	湿热	饮食所伤	脾虚	肾虚
泄泻清稀，腹痛肠鸣，喜温畏冷，口不渴，舌淡苔白，脉多沉迟	腹痛即泻，泻下黄糜热臭，肛门灼热，小便短赤，或伴有身体发热、口渴等症，舌苔黄腻，脉象滑数	泻下便臭，腹痛肠鸣，泻后痛减，脘腹胀满，嗳气不欲食，舌苔垢浊，脉象滑数或弦	大便溏薄，甚至完谷不化，不思饮食，食后脘闷不舒，面色萎黄，神疲倦怠，舌淡苔白。脉弱无力	每天黎明之前即泻，肠鸣腹痛，泻后则安，腹部凉，时有腹胀，下肢不温，舌淡苔白，脉沉细无力

我们人体的胃负责收纳，接收吃进来的食物；脾主运化，把这些食物转化成精微物质，并运输到身体各个部位；小肠负责分清泌浊，把从胃腑接收的物质分辨清浊后，该排的排出去。一旦脾胃之气亏虚了，不但食物运化不了，还会导致小肠无法分辨清浊，于是肠腑内水谷夹杂而下，就会引发腹泻。所以，治疗腹泻时，最关键的就是健脾胃。

腹泻一般分为急性腹泻和慢性腹泻。一般来说，腹泻连续1个月以上就是慢性腹泻。脾胃天生不足、久病气虚的人，或者是肾气亏虚的人，体寒不足以温脾助运，往往易患慢性腹泻。假如是饮食不节，吃了一些生冷或不干净的食物后，损伤脾胃；或者脾受湿困，气机不畅，肠胃的运化和传导功能失常，清浊一同泻下等，都会引起急性腹泻。

吴老师叮嘱

腹泻虽不是什么大病，但次数过多，体内大量的电解质及水分就会随粪便流失，很快就会出现周身乏力等症状，严重影响正常的工作及生活。

艾灸 在肚脐上隔盐灸，防治慢性腹泻

准备几个中等大小的艾炷和适量盐。患者平躺，露出肚脐，用盐撒满肚脐，将点燃的艾炷放在盐上面。灸完一炷再接着灸下一炷，直到局部发温发烫为止。这种方法可以温热行脾、运化水湿，适合慢性腹泻患者。

艾炷不可过大，防止烫伤。

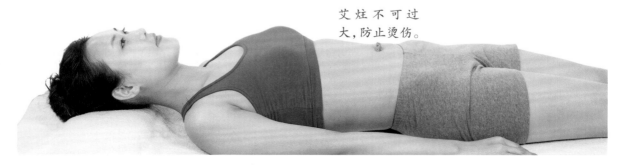

食疗

3 款健脾止泻的食谱

1. 葱姜调味粥

取大葱 3 根，姜 5 片，茯苓 20 克，大米 100 克。将上述各材料洗净，大葱去叶子，姜去皮，切碎。将所有材料放入锅中，加水煮粥，最后起锅时放盐调味。此粥可以醒脾祛寒，适合慢性腹泻患者。

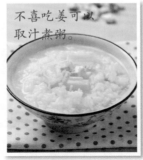

不喜吃姜可以取汁煮粥。

2. 西瓜盅蒸栗子

取 2 千克的小西瓜 1 个，100 克栗子。将西瓜洗净，削去一端，掏出上 1/3 的瓜瓤，将去皮的栗子放入西瓜盅中，放在锅中隔水蒸 20~30 分钟。此方可健脾利湿，适合湿热型的腹泻患者。

栗子横切口容易去壳。

3. 鸡蛋糕

取茯苓、山药、车前子各 10 克，鸡蛋 2 个。将茯苓、山药和车前子放入锅中，加水，单独煎煮 10 分钟，取汁放凉。鸡蛋打散，按 1 个鸡蛋 150 毫升药汁的比例混合均匀，放入锅中蒸煮。此方可以调理肠道，适合急性腹泻患者。

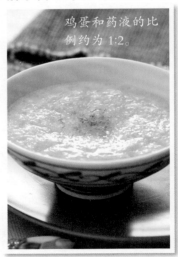

鸡蛋和药液的比例约为 1:2。

妙招

3 种脐疗法，止泻效果尤佳

取等量的藿香正气软胶囊的药粉（即将胶囊外壳去掉，取其粉末）和姜，将两者捣烂，敷在肚脐上。每天 1 次，适合湿热下注的急性腹泻患者，对小儿湿热腹泻效果尤佳。

取等量的大蒜和姜，捣烂后敷在肚脐上。注意，外敷的时间不要超过 1 小时，时间过长会烫伤皮肤。这种方法适合泻下量多、黄臭且偏于湿热的腹泻患者。

取等量的肉桂、高良姜、附子、干姜，一起将其捣碎，再混合适量的面粉，加水调成糊状，贴在肚脐上。这种方法适合慢性腹泻患者。

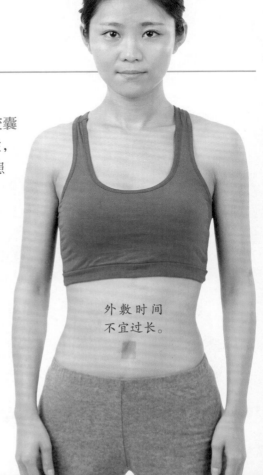

外敷时间不宜过长。

按摩

常按脾经、胃经上的穴位

治疗原则：健脾化湿

用手指指腹依次按摩天枢穴、大横穴、足三里穴、三阴交穴，此方法适合各种类型的腹泻患者，可以每天坚持按摩。

急性腹泻的患者，在以上穴位的基础上，可加按阴陵泉穴、水分穴，力度要重些，每天按摩 2 次。

慢性腹泻患者，在以上穴位的基础上，可加按脾俞穴、肾俞穴、大肠俞穴，手法要轻柔。一般来说，慢性腹泻的患者体质都偏寒，这时候就可以用艾条温灸这些穴位，每次任选两三个穴位，每个穴位灸 5~10 分钟，每天 1 次或隔天 1 次。

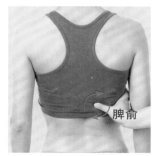

脾俞穴：在脊柱区，第 11 胸椎棘突下，后正中线旁开 1.5 寸。

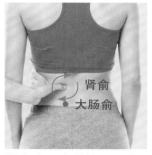

肾俞穴：在脊柱区，第 2 腰椎棘突下，后正中线旁开 1.5 寸。

大肠俞穴：在脊柱区，第 4 腰椎棘突下，后正中线旁开 1.5 寸。

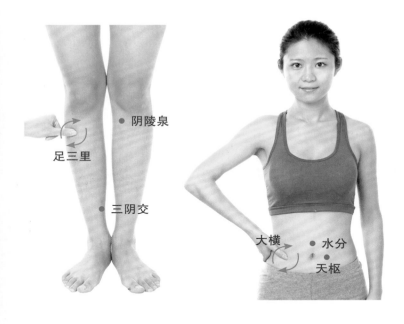

三阴交穴：在小腿内侧，内踝尖上 3 寸，胫骨内侧缘后际。

阴陵泉穴：在小腿内侧，胫骨内侧髁下缘与胫骨内侧缘之间的凹陷中。

水分穴：在上腹部，脐中上 1 寸，前正中线上。

大横穴：在腹部，脐中旁开 4 寸。

天枢穴：在腹部，横平脐中，前正中线旁开 2 寸。

足三里穴：在小腿前外侧，犊鼻穴下 3 寸，犊鼻穴与解溪穴连线上。

贴敷

每天 1 次贴敷涌泉穴

取等量的车前子和马齿苋，将其捣碎，用胶布将药末贴在涌泉穴上。每天 1 次，直到腹泻痊愈。此方法适合急性腹泻患者。

取等量的肉桂、高良姜、附子、干姜，一起将其捣碎，再混合适量的面粉，加水调成糊状，贴在涌泉穴上。此方法适合慢性腹泻患者。

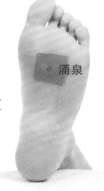

痔疮 调畅肛周的气血

辨证治病

脾胃湿热	气滞血瘀
痔核突出，颜色偏红或有水肿渗出，甚至肿胀很大，不能轻易回缩。伴有便血，大便干结，小便短赤，口干苦，舌边尖红，苔黄厚腻，脉弦数	痔核突出，颜色紫暗，久不回缩，肛周紫暗。肛门瘙痒不适，伴有异物感，或轻微便血，瘀阻作痛，舌暗，脉弦涩

俗话说，十人九痔。《黄帝内经》记载："因而饱食，筋脉横解，肠澼为痔。"说的就是痔疮的形成与饮食不节、起居不时、感受湿热等有关。

有的人进食过多、过饱或过食膏粱厚味，或大量饮酒及进食辣椒、姜、葱等刺激性食物，这些不良饮食习惯极易生湿积热。当湿热下注到肛门的时候，会使肛门充血灼痛，引发痔疮。另外，长期便秘的人，大肠积热，又过于用力努挣；或者久坐久行，都使得肛周气血淤滞，引发痔疮。还有久病，如久泻、久痢、久咳等，易使气血亏损，气虚下陷，血液运行不畅导致淤滞，也能引发痔疮。

> ### 💡 吴老师叮嘱
>
> 定期参加体育锻炼，预防便秘，养成定时排便的习惯，并保持肛门周围清洁，有助于预防痔疮。

妙招 提肛收缩法，每天 100~200 次

舌抵上腭，口尽吸，身体放松，收缩肛肌。站着、坐着及躺着都可以进行，体位不拘，每天 100~200 次。此方法适合任何类型的痔疮患者。长期坚持，不但能辅助治疗痔疮，还能起到预防的作用。

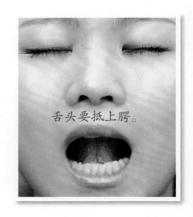

舌头要抵上腭。

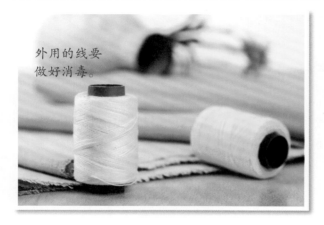

外用的线要做好消毒。

束线枯萎法，适合外痔患者

此方法只适合外痔的患者。具体的做法是：准备一根细棉线绳子，将绳子消毒后，绑在痔疮的根部。每天都将绳子收紧一些，直至痔疮枯萎并掉落。

按摩 常按膀胱经、脾经、胃经及大肠经上的穴位

治疗原则：运脾化湿、活血化瘀

用手指指腹依次按摩臀部的秩边穴、白环俞穴、承扶穴，每个穴位按摩3~5分钟，每天一两次。此方法适合任何类型的痔疮患者。

用手指指腹依次按摩合谷穴、承筋穴、承山穴、飞扬穴、二白穴等，可以任选其中的两三个穴位，每个穴位3~5分钟。此方法适合任何类型的痔疮患者。

伴有出血症状的患者，在以上穴位的基础上，加按血海穴、膈俞穴；伴有肿胀症状的患者，加按阴陵泉穴、三阴交穴。力度可适当加大，每个穴位按摩3~5分钟。

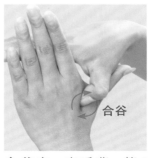

合谷穴：在手背，第2掌骨桡侧的中点处。

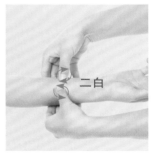

二白穴：在前臂前区，腕掌侧远端横纹上4寸，桡侧腕屈肌腱的两侧，一肢2穴。

膈俞穴：在脊柱区，第7胸椎棘突下，后正中线旁开1.5寸。

血海穴：在股前区，髌骨内上缘上2寸，股四头肌内侧头的隆起处。

秩边穴：在骶区，横平第4骶后孔，骶正中嵴旁开3寸。

白环俞穴：在骶区，横平第4骶后孔，骶正中嵴旁开1.5寸。

承扶穴：在股后区，臀下横纹的中点。

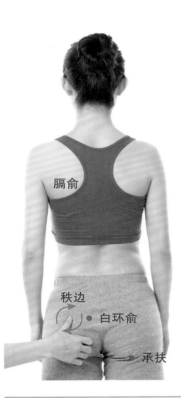

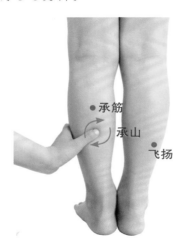

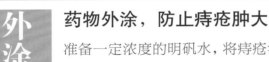

承筋穴：小腿后区，腘横纹下5寸，腓肠肌两肌腹之间。

承山穴：在小腿后区，腓肠肌两肌腹与肌腱交角处。

飞扬穴：在小腿后区，昆仑穴直上7寸，腓肠肌外下缘与跟腱移行处。

三阴交穴：在小腿内侧，内踝尖上3寸，胫骨内侧缘后际。

阴陵泉穴：在小腿内侧，胫骨内侧髁下缘与胫骨内侧缘之间的凹陷中。

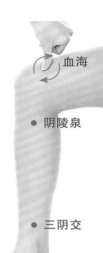

外涂 药物外涂，防止痔疮肿大

准备一定浓度的明矾水，将痔疮清洗干净后，用棉签将明矾水涂在痔核上。或者，也可以将乌梅捣碎，外敷，能够防止痔疮肿大。此法适合外痔患者。

肾气虚，总是腰疼手脚冰凉

中医上将肾称为先天之本。无论是肾阴还是肾阳，都是从父母那儿得来的。它或多或少，都已经是成形了。我们后天的保养，只能是保护这些肾精、肾气，不至于让它过早地消耗、用完。所以说，从年轻时就要保养肾脏，悠着点儿使用。

很多人说，既然肾是先天的，那我再保养也没用啊。其实不然，我们的保健是在促进肾脏的功能，原本是弱的，让它变强一点，原本是强的，让它继续保持。

中医认为，肾是先天之本，也就是说，我们先天的气血是否充足，关键就要看肾的功能是否健全。它决定了我们先天气血的多少，所以，我们形象地把它称之为是气血的"储存银行"。

《黄帝内经》记载："阳气者，若天与日，失其所，则折寿而不彰。"意思是，阳气就好像天上的太阳一样，给大自然以光明和温暖，如果失去了它，万物便不得生存。人体若没有阳气，体内就失去了新陈代谢的活力，一片黑暗，这样，生命就会停止。这里所说的阳气，指的就是肾气。如果你的肾气足的话，血脉就调和，反应就快，人也就更聪明。

前面提过，肾是气血的"储存银行"。所以，大家在后天要不断地在这个生命的银行里"存款"，同时也要节约使用，不要过度损耗，否则人就会早衰，寿命也会缩短。

肾气虚了尿路就出问题

肾有两个功能，一是藏先天之精，它是构成生命的基本物质，与人的生长、发育、生殖和衰老有关；一是藏后天之精，即水谷之精，它是食物的精华部分，是维持人体生命活动的基本物质，精足则肾气盛，精不足则肾气衰。肾气不足的话，人体就无法正常地生长发育，更无法维持正常的工作和生活，甚至还会引起性功能障碍、不孕症等。

肾主水液代谢，全身的水液代谢都需要肾气作为动力来推动。而且，肾与膀胱相表里，膀胱能否约束和排出小便都需靠肾的指挥、调控。若肾阳虚衰，对水液不能进行正常的蒸化，泌尿失职，水湿泛滥于周身，就会引起水肿等症。

正常而调和的呼吸，既有赖于肺的肃降，又有赖于肾的摄纳。肺司呼吸，为气之主，肾主纳气，为气之根。只有肾气充足，呼吸才能正常进行。若肾虚、纳气失常的话，则影响肺气肃降，就会出现呼多吸少、上气不接下气的喘症。

肾经穴位取穴视频

补肾气怎么吃？怎么补？

肾气虚，为肾虚的一种类型，是指由于肾气亏虚，生长生殖功能下降，摄纳无权等所表现的证候。临床既有肾虚证症状，又见气虚证表现。主要症状为气短自汗、倦怠无力、滑精、早泄，尿后滴沥不尽，小便次数多而清，腰膝酸软，听力减退等。

> **吴老师叮嘱**
>
> 补肾气可以选用温肾阳、滋肾阴的中药，配合一定食物。

黑色入肾，可以多选用一些黑色食物，如黑豆、桑葚等。

食材	食用方法	选购
黑豆 是典型的高蛋白，低脂肪的食物，含有 18 种氨基酸，特别是人体必需的 8 种氨基酸；还含有不饱和脂肪酸，吸收率极高	**可作为粮食直接煮食，也可磨成豆粉食用。**黑豆还可作为炸油、制酱、制豉、制豆腐等上好的原料	以豆粒完整、大小均匀、颜色乌黑者为好
核桃 适宜肾虚、神经衰弱、气血不足、癌症患者多食；尤其适合脑力劳动者和青少年	**直接食用、煲汤等。**经常食用有润肌肤、乌须发，及防治头发过早变白和脱落的功能	核桃以个大圆整，壳薄白净，出仁率高，干燥，桃仁片张大，含油量高者为佳
栗子 具有益气补脾，健胃厚肠的功效。适宜老人肾虚者食用，对中老年人腰酸腰痛，腿脚无力，小便频多者尤宜	**蒸煮、炒食、煮粥。**栗子含有核黄素，常吃栗子对日久难愈的小儿口舌生疮和成人口腔溃疡有益	可以用手捏栗子，如颗粒坚实，一般果肉较丰满
枸杞子 枸杞子含有多种人体必需氨基酸，内服可强精固肾、固本培原、补益精气	**每天吃 30 颗。**也可以每天取 30 颗泡水喝，然后吃掉泡过的枸杞子	要选颜色橙色泛红，颗粒饱满，无变黑的。枸杞子遇水会有轻微掉色，但遇水大量掉色的是用色素泡过的
猪肾 "补水脏，治耳聋"。故凡因肾气虚所致的腰酸腰痛、遗精及老人肾虚耳聋耳鸣，宜常食之	**猪肾最适合炒着吃。**一次食用量不要超过 100 克，一周吃一次即可	选择表面光滑，有弹性，无变黑变硬的猪肾。处理时要片掉中间的白色"臊腰"
黑芝麻 食用黑芝麻润五脏、补肾气。可治疗肾气虚导致的腰酸腿软，头昏耳鸣，发枯脱落及头发早白	**可与核桃、花生等一起做成芝麻酥。**每天吃两块，也可以打成粉用水调服	生黑芝麻选择光泽度好，微泛油光、颜色黑的。熟黑芝麻要选正规品牌的，要密封保存

脱发 白发与肾气有关

辨证治病

肾气不足	肝血不足
青壮年就毛发稀疏的人，多为肾气虚弱，最常见的表现就是男性前额脱发或头顶脱发。这类人相对更容易疲劳、健忘	初始头部突然出现铜钱大小的脱发，脱发处皮肤光滑，肤色正常，伴有面色不华，眩晕，耳鸣，目干涩，爪甲干枯，妇女则月经量少或闭经，舌淡，脉弦细

中医认为，头发跟人体内两条经脉的气血关系最为密切，即肾气和肝血。所以，有"发为肾之华，发为血之余"的说法。

头发黑不黑、是否润泽，跟肾气有关。就是说头发是肾的外现。在五行当中，肾主黑色，所以头发乌黑亮丽的话，说明肾气充足。另外，肾还主收敛，如果一个人肾气的收敛能力特别强的话，头发就滋润，还不容易脱发。反之，如果肾虚的话，肾精收藏的力量不够，头发就容易变得干枯、脱落。

那么，"发为血之余"是什么意思呢？因为肝主生发，头发的生长速度跟肝血相关。如果肝血不足，头发就会变白和干枯，并最终导致脱发。所以，头发还有一个别名，叫作血余，即发为血之余。

> ### 💡 吴老师叮嘱
>
> 保持精神乐观，避免过强的精神刺激，因为乐观豁达的情绪对于防止早生白发至关重要。

食疗 多吃补肾生发的黑芝麻糊

分别将黑芝麻、核桃仁、何首乌及当归研末，各取等份混合。每次取 2 瓷匙，用沸水冲服。每天坚持，可补肾生发，尤其适合肾气不足引起的头发问题。

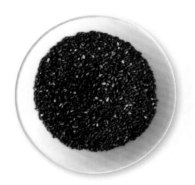

黑芝麻还可补钙。

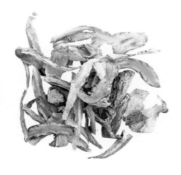

当归不宜与姜同用。

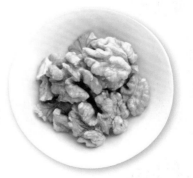

核桃仁去皮可以减少苦涩感。

药洗 中药水煎后，取汁洗头

取适量的皂角、女贞子、杜仲、墨旱莲及何首乌，将上述药物放入锅中，加适量清水煎煮。然后，取药汁洗头，每日 1 次或隔日 1 次，防治脱发的效果显著。洗完头之后，可以参照本书第 97 页的方法，多做做十指叩头的练习。本法适用于脾肾两虚引起的脱发患者。

选用生长时间长的何首乌效果最好。

按摩 常按头部穴位及背腧穴

治疗原则：补益肾气，以荣其发

用手指指腹依次按摩百会穴、前顶穴、后顶穴、肾俞穴、志室穴、关元俞穴、气海俞穴、关元穴、气海穴、照海穴等，手法要轻柔，每次任选 3~5 个穴位，每个穴位按摩 3~5 分钟。此方法适合任何类型的头发问题。

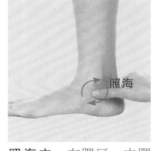

照海穴：在踝区，内踝尖下 1 寸，内踝下缘边际凹陷中。

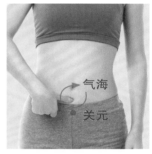

气海穴：在下腹部，脐中下 1.5 寸，前正中线上。

关元穴：在下腹部，脐中下 3 寸，前正中线上。

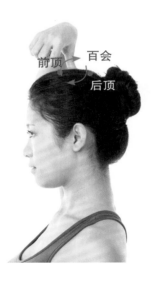

百会穴：在头部，前发际正中直上 5 寸。

前顶穴：在头部，前发际正中直上 3.5 寸。

后顶穴：在头部，后发际正中直上 5.5 寸。

肾俞穴：在脊柱区，第 2 腰椎棘突下，后正中线旁开 1.5 寸。

志室穴：在腰区，第 2 腰椎棘突下，后正中线旁开 3 寸处。

关元俞穴：在脊柱区，第 5 腰椎棘突下，后正中线旁开 1.5 寸。

气海俞穴：在脊柱区，第 3 腰椎棘突下，后正中线旁开 1.5 寸。

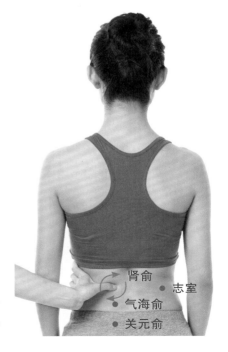

尿路结石 重在调肾气

辨证治病

实证	虚实夹杂
腰腹绞痛、小便不畅或夹带沙石等。以湿热蕴结、气滞不利为主	在尿路结石的一般症状下，兼有脾虚、肾虚及阴虚的症状

中医认为，结石为有形之物，它一般是由有形邪气阻滞而引起的。什么是邪气呢？它是相对人体自身的免疫力和抵抗力而言的，比如外部感染、药物的结晶体等。在邪气的袭扰下很容易造成下焦湿热。如果下焦总是处于又湿又热的桑拿环境中，自然就易形成结石。

中医上还讲，气不畅则水不行。有很多人成天郁郁寡欢，心情不好，时间长了，很容易使得肝气郁积，导致气机不畅。气不畅了，水液无法正常运行，很容易沉淀一些垃圾物质，形成结石。还有的人总是憋尿，也会影响气机的通畅，形成结石。

另外一个原因就是正气不足，也就是肾和膀胱之气不足。肾和膀胱之气不足，就会导致人体没有足够的动力来排出尿液和毒素，久而久之，也会形成结石。

因此，中医在治疗尿路结石的时候，很注重调气，其关键在于调肾与膀胱之气、肝与三焦之气。

值得注意的是，在进行家庭保健的时候，要根据结石的大小和形状，有针对性地进行。一般来说，直径小于 0.8 厘米的结石易排出。从形状上来看，一般太尖太锐的结石不容易排出，泥沙状的结石不容易排尽。

另外，还要看有没有感染性的因素，特别是泌尿系统的感染，从源头上控制好感染。

吴老师叮嘱

应该养成多喝水的习惯以增加尿量，称为"内洗涤"，有利于体内多种盐类、矿物质的排出。

喝水要一口一口慢慢喝，大口饮容易混入空气，引起胃胀。

食疗

多吃利尿食物，并加点盐

尿路结石的患者可以多吃一些利尿的食物，如西瓜、冬瓜等，同时加点盐，利尿的效果更佳，有助于通利下焦的气机。此方法适合任何类型的尿路结石患者。

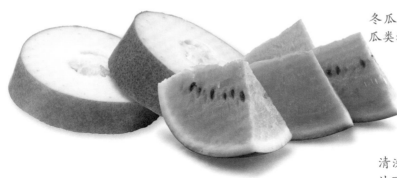

冬瓜、西瓜等瓜类利水清热。

清洗时水里滴两滴香油可以加快蛏子吐沙。

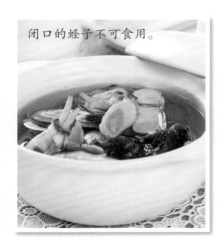

闭口的蛏子不可食用。

尿路结石食疗方

玉米须炖蛏肉：取玉米须 50 克，蛏肉 500 克。将玉米须放入纱布袋中，扎紧口，蛏肉洗净与药袋一同放入砂锅中，加葱、姜、料酒和适量清水，大火烧开，小火煮至蛏肉熟烂，拣出纱布袋，加盐和香油拌匀。本方可泄热利尿，适用于尿道或膀胱结石，对胆道结石也有一定的作用。

妙招

大量饮水后跳跃，让结石动起来

一次性喝 1000 毫升水后，进行爬楼梯、跳绳等跳跃运动，能够调畅肾与膀胱的气机，有利于结石运动。本法对促进直径不太大的中小结石的排出有一定作用。

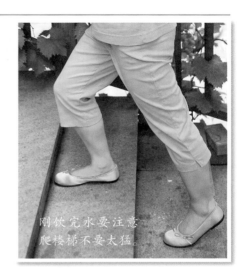

刚饮完水要注意爬楼梯不要太猛。

跳绳时要注意力度。

按摩 常按肾经、脾经、三焦经上的穴位

治疗原则: 清热化湿、调畅水道

用手指指腹依次按摩中极穴、膀胱俞穴、肾俞穴、次髎穴、水道穴、阴陵泉穴、三阴交穴以及阿是穴。每次选 3~5 个穴位,每个穴位按摩 3~5 分钟,5 次为一个疗程。此方法适合任何类型的尿路结石患者。

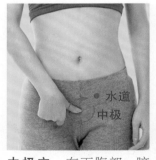

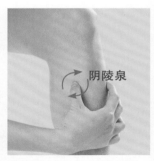

中极穴: 在下腹部,脐中下 4 寸,前正中线上。

水道穴: 在下腹部,脐中下 3 寸,前正中线旁开 2 寸。

阴陵泉穴: 在小腿内侧,胫骨内侧髁下缘与胫骨内侧缘之间的凹陷中。

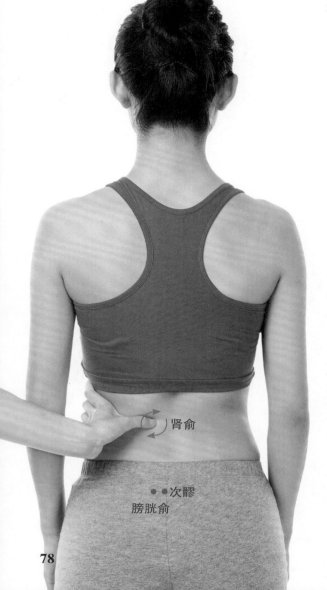

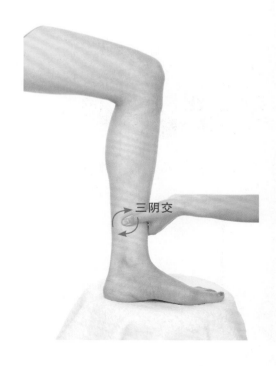

膀胱俞穴: 在骶区,横平第 2 骶后孔,骶正中嵴旁开 1.5 寸。

肾俞穴: 在脊柱区,第 2 腰椎棘突下,后正中线旁开 1.5 寸。

次髎穴: 在骶区,正对第 2 骶后孔中。

三阴交穴: 在小腿内侧,内踝尖上 3 寸,胫骨内侧缘后际。

耳穴按摩，疏利三焦气机

　　用手指指腹依次按摩耳部的肾、肝、脾、输尿管、膀胱、三焦、交感、神门等反射区，这些反射区能够调补肝脾肾，疏利三焦气机。按摩完后，可大量喝水，当输尿管扩张后，就可将结石冲下来。本法适用于任何类型的尿路结石患者。

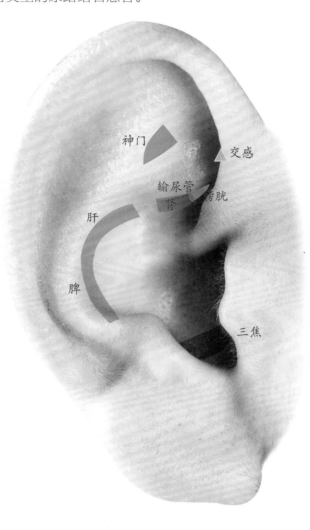

轻轻敲打肾与膀胱的体表区域

　　在肾与膀胱的体表区域，用振荡器轻轻振荡，力度不要过大，以耐受为度。振荡器可以在保健器材店里买到，如果手边没有的话，可以用可乐瓶子代替。注意，瓶子里面的水不能装满，要半虚半实。然后，用轻重合适的力度敲打与肾、膀胱部位相应的体表。这种方法能够疏理气机，缓解尿路气机的堵塞。本法适用于任何类型的尿路结石患者。

敲打力度不宜太大。

尿频、小便失禁 固涩小便靠肾气

肾气不足	心气不足
小便多于正常次数，或者不能自控。伴有面色㿠白，小便无力，腰膝酸软，神疲乏力，舌苔白，脉沉细	小便多于正常次数，或者不能自控。伴有心悸气短，面色苍白，舌苔白，脉细数

从中医上看，尿频、小便失禁的根本原因在于肾气不足。前面讲过，肾主水，我们喝进来的水液进入胃肠后，其津液部分由脾上输于肺，肺将其散布于全身，浊液由肺下输于肾。经肾气蒸化后，浊中之清的再上输于肺，浊中之浊的经过膀胱排出体外，从而维持人体水液代谢的平衡。当人体的肾气不足时，膀胱的气化作用失职，约束无能，小便常常是淋漓不止。尿频、尿失禁一般发生在年老体弱者或久病之人。

中医上讲，心气虚则水泻。心气不足的时候，也会引起尿失禁。五脏六腑中，心与小肠相表里，心气足的话就能固摄住水液，使小便在该排的时候排，不该排的时候不排。反之，一旦心气不足了，固摄无力就会导致尿频、尿失禁。

> ### 吴老师叮嘱
>
> 要提醒大家的是，3 岁以下的小孩尿频或尿床都属正常现象，不必过分在意。

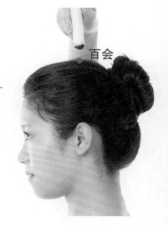

百会

温灸百会，为肾与膀胱加热

点燃艾条，对准头顶百会穴温灸 5~10 分钟，每天一两次。这种方法有利于升清降浊，以利于肾与膀胱的气化，因此适合肾气不足的患者使用。

温熨腰骶部，缓解尿频

用热水袋敷腰骶部位，每天敷一两次，能够温热下焦，通畅气机。也可以将热水袋换成装有热炒盐葱的布袋，咸可以入肾，葱能够理气，加上热熨的方法，有助于通畅气机，对于缓解尿频有很好的帮助。此方法适合肾气不足的患者。

按摩 常按任脉、肾经、脾经及背腧穴

治疗原则：补益肾气

用手指指腹依次按摩百会穴、脾俞穴、肾俞穴、膀胱俞穴、关元穴或气海穴、足三里穴、阴陵泉穴、三阴交穴等，手法要轻柔，每次选 3~5 个穴位，早晚各 1 次。此方法适合任何患者。夜尿频多的患者，临睡前再按摩 1 次。

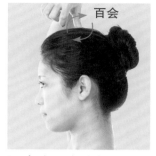

百会穴：在头部，前发际正中直上 5 寸。

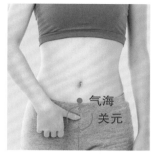

关元穴：在下腹部，脐中下 3 寸，前正中线上。

气海穴：在下腹部，脐中下 1.5 寸，前正中线上。

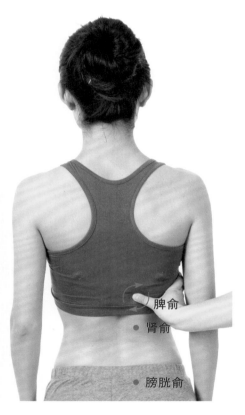

脾俞穴：在脊柱区，第 11 胸椎棘突下，后正中线旁开 1.5 寸。

肾俞穴：在脊柱区，第 2 腰椎棘突下，后正中线旁开 1.5 寸。

膀胱俞穴：在骶区，横平第 2 骶后孔，骶正中嵴旁开 1.5 寸。

三阴交穴：在小腿内侧，内踝尖上 3 寸，胫骨内侧缘后际。

阴陵泉穴：在小腿内侧，胫骨内侧髁下缘与胫骨内侧缘之间的凹陷中。

足三里穴：在小腿前外侧，犊鼻穴下 3 寸，犊鼻穴与解溪穴连线上。

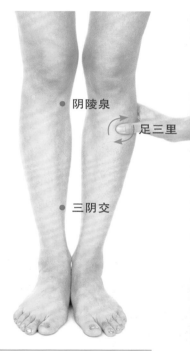

中药 药敷丹田，通三焦之气

分别将桂枝、肉桂、车前子、附子、川椒研末，各取等份，用薄的布袋包好，覆盖在丹田的位置，即肚脐以下，可尽量覆盖到气海穴和关元穴。也可以用宽带紧束固定，或者在内裤上特制一个口袋，将其放在口袋内，随身佩戴，一两天换 1 次。本法适合于肾阳亏虚、下焦虚寒患者。

桂枝磨粉使用效果更好。

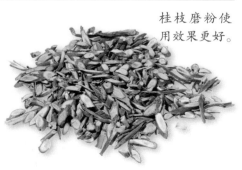

水肿 别让肾成为"蓄水池"

辨证治病

实证	虚证
常因感受风邪、水湿、湿热后，导致肺失宣降，脾失健运。起病较急，病程较短。水肿先开始于头面，由上至下，延及全身，或上半身水肿严重；肿处皮肤绷紧光亮，按之凹陷即起，常伴有烦热口渴、小便赤涩、大便秘结等症状	常因饮食劳倦、久病体虚等引起脾肾亏虚。起病缓慢，病程较长。水肿先开始于下肢，由下而上，渐及全身，或腰以下的部位水肿严重；肿处皮肤松弛，按之凹陷不易恢复，甚至伴有腹胀如鼓，状如蛙腹。常伴有小便少、大便溏薄、气急气短等症，面部㿠白或黧黑

我们前面讲到，水液到胃肠后，由脾上输于肺，肺将其清中之清的部分散布于全身，清中之浊的部分由肺下输于肾。经肾阳蒸化后，浊中之清的部分再上输于肺，浊中之浊的部分经过膀胱排出体外，从而维持人体水液代谢的平衡。

如果肾气虚的话，不能气化或蒸腾水液，导致膀胱的气化失常，就会致使水液内储，滞留体内，形成水肿。如果肺失去通调的作用，水液上不去，就不能宣发到身体其他部位；水液下不来，就无法转化成代谢废物，就会潴留体内，形成水肿。

另外，脾伤不能运津，也会导致水液潴留体内。比如久居湿地，或冒雨涉水，或过食生冷等，都会让脾被湿困。或者，三焦湿热内盛，使得脾胃失去了升清降浊的功能。这些原因也都会引起水肿。

红豆、冬瓜利水健脾，可以经常食用。

吴老师叮嘱

要多注意运动。因为水肿的人体内水分过多，多加运动可以促进身体汗液的排出，水分也会随之流出。

拔罐 拔罐疗法除水湿

选取水分穴、气海穴、脾俞穴、阴陵泉穴，依次在这些穴位处拔罐，可采用留罐法，直至没有水液拔出为止。拔罐的间隔期不能太短，等痧斑退去后再拔下一次。本法适用于一般性的气虚水肿患者。

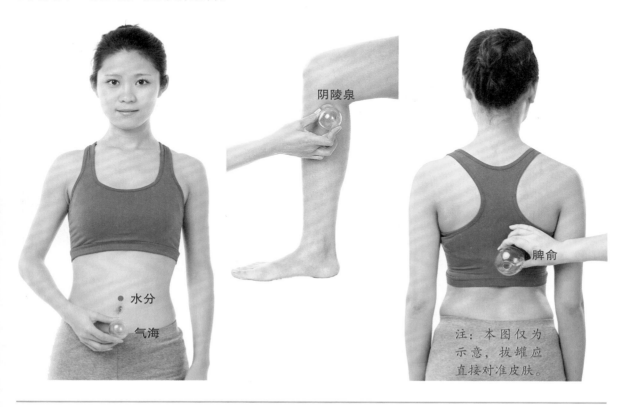

阴陵泉

水分
气海

脾俞

注：本图仅为示意，拔罐应直接对准皮肤。

食疗 保持低盐饮食的好习惯

水肿患者一定要保持低盐饮食。因为身体要自动保持水钠的平衡，水是跟着盐走的，身体里的盐多了，水就会多，血容量就会多，这样就会增加心肾的负担了。水肿患者已经肾气不足了，此时就一定要减少肾的负荷。任何水肿患者都应保持低盐饮食。

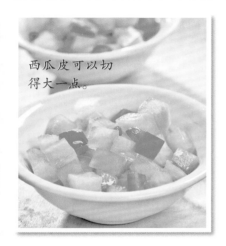

西瓜皮可以切得大一点。

凉拌西瓜皮消水肿

取西瓜皮 200 克，甜椒 10 克，红糖少许。将西瓜皮去掉绿色的外皮和红色的瓜肉，只剩白色部分，切成小块；甜椒切丁；将两者搅拌均匀，撒上少许红糖，放入冰箱冷藏 1 小时，甜丝丝的凉拌西瓜皮就可以吃了。西瓜皮是非常好的排水利尿食物，能够清热消水肿，制作极其简便，最适合夏天食用，既能消除水肿，又可以减肥，一举两得。

5 款家常利水食谱

1. 黄芪鲫鱼汤

取鲫鱼 500 克,黄芪 40 克,炒枳壳 15 克。将鲫鱼洗净,与黄芪、枳壳一起放入砂锅中,加水小火炖煮,至鱼烂熟,加调料即成。喝汤吃鱼,可补中益气。本法适于气虚水肿患者。

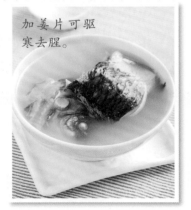
加姜片可驱寒去腥。

2. 冬瓜乌鸡汤

取乌鸡 1 只,冬瓜 300 克。将乌鸡洗净切块,下入沸水中焯去血沫;冬瓜去瓤、连皮切大块。将所有材料放入砂锅中,加水,大火煲 10 分钟,改小火再煲 3 小时,调味即成。此汤可以补脾利水。本法适合于脾虚血亏引起的水肿。

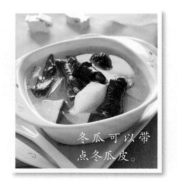
冬瓜可以带点冬瓜皮。

3. 黑豆花生粥

取黑豆、花生仁各 30 克,糯米 60 克。将花生仁、黑豆均洗净,与淘洗干净的糯米一同放入锅中,加适量水,煮成稠粥即成。此粥可以补肾益气。本法适用于脾胃虚弱引起的水肿。

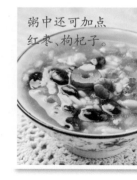
粥中还可加点红枣、枸杞子。

4. 鳜鱼清蒸西瓜盅

取鳜鱼 300 克,小西瓜 1 个,车前子 20 克。鳜鱼洗净,并将洗净的车前子放在鱼肚子里。将西瓜最外层的硬皮刮干净,一头开口,口边开成锯齿形,将瓤挖出;另一头削平。将鳜鱼放在西瓜盅内,放在蒸锅中隔水蒸煮。出锅时,调味即可。西瓜可以利水,加上鳜鱼丰富的营养,这道菜尤其适合水肿患者。本法适用于脾胃虚弱或营养不良引起的水肿。

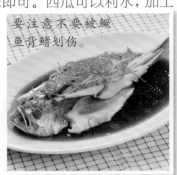
青仁黑豆药用效果好。

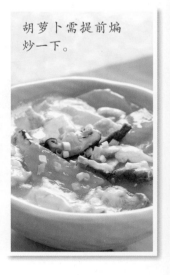
要注意不要被鳜鱼背鳍划伤。

5. 蘑菇瘦肉豆腐羹

蘑菇洗净后切开;猪瘦肉、胡萝卜洗净后切片;豆腐切块。锅内香油烧热后,加入葱花、姜末爆香,放入猪瘦肉、蘑菇翻炒,加入盐、鲜汤,放入豆腐、胡萝卜,用淀粉勾芡即可。此豆腐羹可健脾和中、通利肠胃。

胡萝卜需提前煸炒一下。

常灸肾经、脾经及背腧穴

按摩

治疗原则：补益肾阳、化气利水

用手指指腹按摩百会穴、肾俞穴、脾俞穴、阴谷穴、三阴交穴、太溪穴、水泉穴、水分穴、气海穴等，任选3~5个穴位，采用悬提灸或隔姜灸的方法温灸这些穴位，每个穴位5~10分钟。此方法适合虚证的水肿患者。

在艾灸的时候，还可以配合按摩疗法。选取上述3~5个穴位，用手指指腹轻柔按摩，防止损伤皮肤。

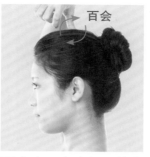

百会穴：在头部，前发际正中直上5寸。

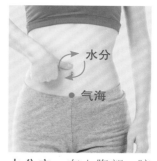

水分穴：在上腹部，脐中上1寸，前正中线上。

气海穴：在下腹部，脐中下1.5寸，前正中线上。

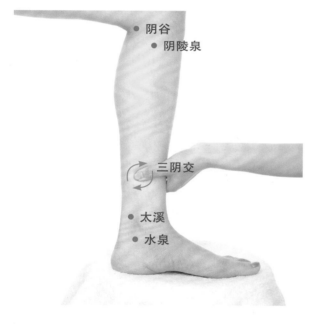

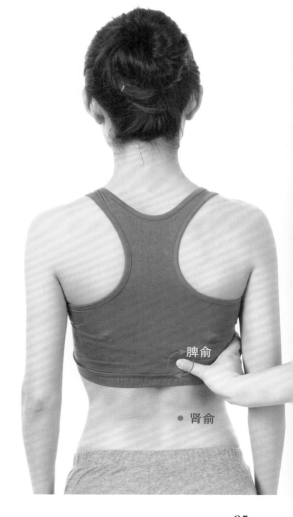

脾俞穴：在脊柱区，第11胸椎棘突下，后正中线旁开1.5寸。

肾俞穴：在脊柱区，第2腰椎棘突下，后正中线旁开1.5寸。

太溪穴：在踝区，内踝尖与跟腱之间的凹陷中。

三阴交穴：在小腿内侧，内踝尖上3寸，胫骨内侧缘后际。

阴谷穴：在膝后区，腘横纹上，半腱肌肌腱外侧缘。

水泉穴：在足跟区，太溪穴直下1寸，跟骨结节内侧凹陷中。

阴陵泉穴：在小腿内侧，胫骨内侧髁下缘与胫骨内侧缘之间的凹陷中。

便秘 肾阳不足会便秘

辨证治病

实证		虚证		
热秘	肠道气滞	脾肾阳虚	气虚	阴虚
大便干结，数日不通，面红心烦，口干口臭。腹胀或痛，小便黄，或伴身热。舌红苔黄，脉滑数	便秘，腹胀腹痛，胁肋胀痛，口干口苦，心悸烦躁，头目昏晕，或易激动、恼怒。舌暗或青，苔白或偏黄而燥。脉沉弦，或细弦	大便秘结，面色㿠白，眩晕心悸。严重的伴有少腹冷痛、小便清长、畏寒肢冷等。舌质淡、体胖、苔白润，脉沉迟	排便困难，虽有便意而大便难于排出。严重的还伴有汗出短气、胸闷不畅，便后疲乏肢倦，面色苍白或萎黄。舌质淡、苔白，脉虚细	便秘顽固，干结难下，腹痛不甚，形体消瘦。或伴心烦失眠，潮热盗汗，头晕耳鸣，头面阵热，胸闷心悸等。舌红苔少，脉弦细数

大肠的主要功能是运输糟粕，通俗地说，人体的大便都是由大肠来传输的，假如你的阴津少了，肠道内比较干燥，自然就会大便困难。此类型的患者中，女性居多。《黄帝内经》中说："年过四十，阴气自半。"说的就是阴液缺少，全身的气血都在走下坡路。

还有的人经历过生产或外伤后，失血过多，也会导致肠道失去濡养，引发便秘。大多数老年人，随着年龄增长，肾阳都会逐渐衰减。我们身体的各种活动都是在肾阳的推动下进行的，包括大肠的蠕动。肾阳不足，大便就会无力。还有一种情况是，过食肥甘厚味、过量饮酒，肠道内一片燥热，不仅会引起便秘，而且大便时还会感到疼痛。

吴老师叮嘱

经常忧郁或易怒的人、久坐不动的人也会便秘，因为人的气机不畅了，腹气淤滞，大便的通降就变得无力。

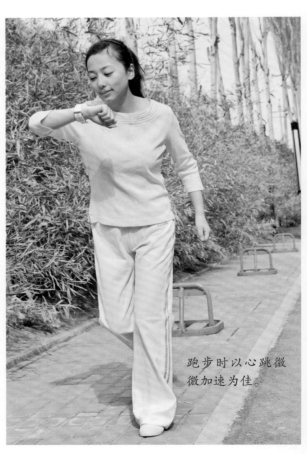

跑步时以心跳微微加速为佳。

食疗

吃出通畅，治疗便秘食谱

1. 芝麻红薯核桃粥

取黑芝麻或白芝麻 50 克，核桃仁 100 克，红薯 200 克，大米 100 克。将芝麻捣碎，红薯切块。将上述材料一起放入锅中，加水，煮粥。此粥适合气虚的便秘患者。

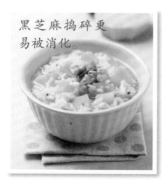
黑芝麻捣碎更易被消化。

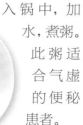

2. 陈皮萝卜汤

取适量的白萝卜，洗净、去皮、切块，和陈皮一起，加水煮汤，出锅时加盐调味即可。此汤适合气滞型便秘的患者。

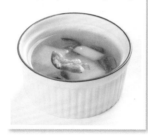
白萝卜可一同食用。

3. 蕉梨汁

取香蕉 2 根，梨 1 个。将梨洗净，去皮去核，切块；将香蕉去皮，切块。将香蕉和梨一块儿，放在榨汁机里，加水，榨汁。此果汁适合阴虚肠燥的便秘患者。

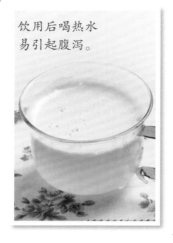
饮用后喝热水易引起腹泻。

4. 红枣苹果饮

取红枣 5 枚，苹果 3 个。将红枣和苹果洗净，去核，切碎，一起放入锅中，加水煮汤。此饮适合气虚便秘的患者。

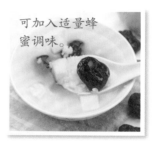
可加入适量蜂蜜调味。

5. 韭菜粥

取韭菜 50 克，大米 100 克。韭菜洗净，切小段待用。大米淘洗干净，和水一起放入锅中，先大火烧开，再改小火煮半小时，直到粥熟烂，把切好的韭菜放入，加盐搅拌均匀即可食用。韭菜含有丰富的膳食纤维，通便效果极佳。

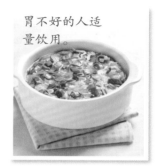
胃不好的人适量饮用。

6. 胡萝卜蘑菇汤

胡萝卜去皮切成小块；蘑菇洗净去根，切片；西蓝花掰成小块后洗净，备用。将胡萝卜、蘑菇、西蓝花一同放入锅中，加适量清水用大火煮沸，转小火将胡萝卜煮熟。出锅时加入盐调味即可。此汤含有很多能帮助消化的酶类，可以促消化，排毒。

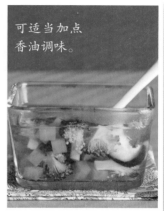
可适当加点香油调味。

便秘患者饮食注意

　　饮食习惯不良者，应纠正不良习惯和调整饮食内容，增加含膳食纤维较多的蔬菜和水果的摄入量，适当摄取粗糙而多渣的杂粮，如玉米、薯类、大麦等。凉开水和蜂蜜有助于便秘的预防和治疗。多食富含 B 族维生素及润肠的食物，如豆类、银耳等。忌辣椒、浓茶、酒、咖啡等食物。

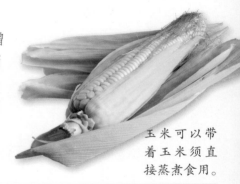

玉米可以带着玉米须直接蒸煮食用。

贴敷　在肚脐上贴生大黄、芒硝粉

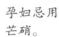

　　取等份的生大黄、芒硝，将其捣碎，用胶布将其固定在肚脐上，每 12 小时换 1 次。本法适于由燥热内结引起的实热便秘。

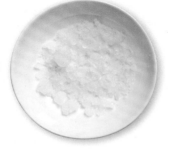

孕妇忌用芒硝。

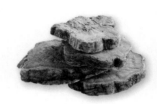

月经期、哺乳期慎用大黄。

耳穴　随手压一压耳穴，多多益善

　　找到耳部的大肠、直肠、脾、交感等反射区，用手指的指腹按压，次数不限。只要方便的时候，就可以随手压一压。此方法适合任何便秘患者。

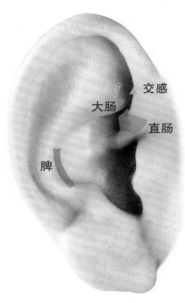

交感

大肠

直肠

脾

按摩 常按胃经、大肠经上的穴位

治疗原则：补充肾阳、调和胃气

用手指指腹依次按摩天枢穴、上巨虚穴。这两个穴位是治疗便秘的基本穴位，无论哪种类型的患者都可以按摩，每个穴位按摩3~5分钟，每天1次。

体内偏热的便秘患者，在前面穴位的基础上，加按合谷穴、曲池穴；气滞的患者，加按支沟穴、行间穴。力度可适当加重，每个穴位按摩3~5分钟，每天1次。

气虚阳衰的患便秘者，在前面穴位的基础上，可以加按足三里穴、气海穴、脾俞穴、关元穴；阴虚的便秘患者，加按三阴交穴、太溪穴、照海穴。每次任选3~5个穴位，每个穴位按揉3~5分钟，手法要轻柔。

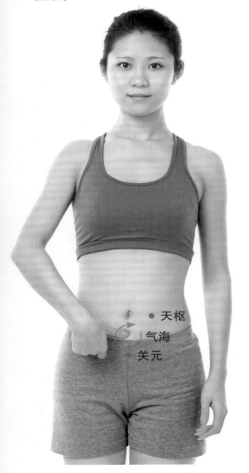

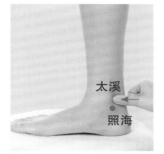

太溪穴：在踝区，内踝尖与跟腱之间的凹陷中。

照海穴：在踝区，内踝尖下1寸，内踝下缘边际凹陷中。

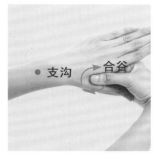

支沟穴：在前臂后区，腕背侧远端横纹上3寸，尺骨与桡骨间隙中点。

合谷穴：在手背，第2掌骨桡侧的中点处。

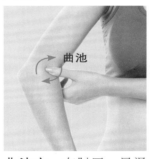

曲池穴：在肘区，尺泽穴与肱骨外上髁连线的中点处。

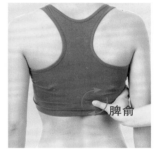

脾俞穴：在脊柱区，第11胸椎棘突下，后正中线旁开1.5寸。

天枢穴：在腹部，横平脐中，前正中线旁开2寸。

上巨虚穴：在小腿外侧，犊鼻穴下6寸，犊鼻穴与解溪穴连线上。

气海穴：在下腹部，脐中下1.5寸，前正中线上。

关元穴：在下腹部，脐中下3寸，前正中线上。

三阴交穴：在小腿内侧，内踝尖上3寸，胫骨内侧缘后际。

足三里穴：在小腿前外侧，犊鼻穴下3寸，犊鼻穴与解溪穴连线上。

行间穴：在足背，第1、第2趾间，趾蹼缘后方赤白肉际处。

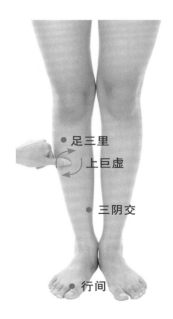

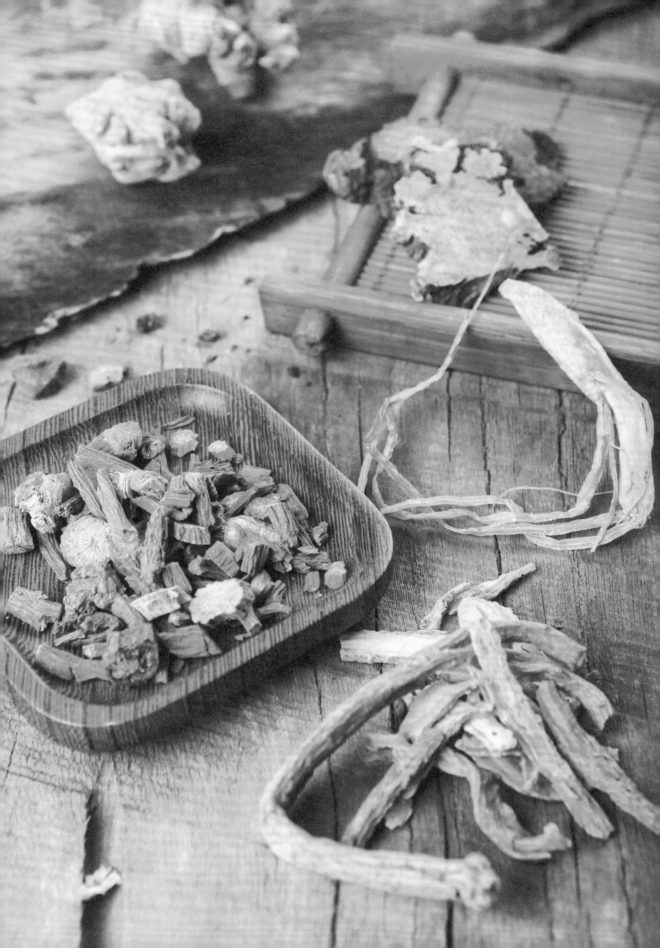

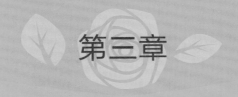

第三章

血虚的人常瘦弱，
怎么补

我们人体的单个脏器也跟人一样，吃得饱了，干起活来才有劲。血就是这些脏器的"饭"。当体内的各个脏器每天都能"吃饱"的时候，干劲就十足，工作就能干得好；而当人体的总血量不够，你把脏器的饭量给减了，人就容易疲劳、无力、抵抗力下降，也就是人们常说的"亚健康"。

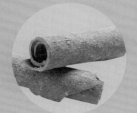
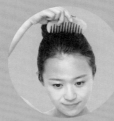
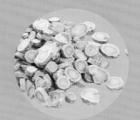
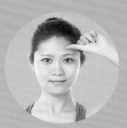

心血虚：睡不好还老忘事儿

大家知道，人体的所有器官都是在心血的调动下工作的，气血要是充足的话，就能保证心脏的工作顺利；心脏的功能完好的话，气血的运行也能并然有序。

《黄帝内经》记载："心藏神，为诸脏之主。若气血调和，则心神安定；若虚损，则心神虚弱。"由此看来，气血和心脏紧密相关。人体的所有器官都是在心血的调动下工作的，气血要是充足的话，就能保证心脏的工作顺利；心脏的功能完好的话，气血的运行也能并然有序。

还有的人，把两者比喻成鱼和水的关系，要想让心脏自由地"遨游"，就必须有充足的气血。

心主血脉，也就是说，它不仅能保证心脏的血液滋养和运行，还能保证脉管通道的通畅，使全身各脏腑获得充足营养。

心血虚、肝血虚，就常有惊悸、失眠、多梦等神志不安的表现，失血厉害的话还可能出现烦躁、恍惚、癫狂、昏迷等神志失常症状。所以说，气血的正常与否，无时无刻不在影响着人们的生活质量。

心血不足，头脑变得昏沉恍惚

心主血脉，心气足的话，全身各脏腑就能获得充足的营养，维持正常的功能活动。

中医认为："心其华在面。"心气足的人，一般都面色红润。如果这个人脸色发青、发暗，我们就说他很可能是心血瘀阻、心气不足。所以，中医一般都会建议面色憔悴的人补心血，心血足了，面色就红润了。

另外，"心藏神"这种说法，中医认为，人的精神活动很大部分是由心神所管。假如你记忆力减退了，思维能力下降了，甚至还出现了心悸、心慌、失眠的症状，从心脏本身来说，是因为心失所养，你的心血不够用了，你的心脏本身就失去营养了，它的动力自然就不足了。

心经穴位取穴视频

补心血怎么吃？怎么养？

心血虚多由失血，过度劳神，或血的生化之源不足所致。症见心悸，心烦，易惊，失眠，健忘，眩晕，面色苍白，唇舌色淡，脉细弱等，治宜补血安神。

> **💡 吴老师叮嘱**
>
> 心血虚是因心血不足，心体失养，故要避免外界的恶性刺激，以免突受惊恐，加重心神不宁之症。

红色入心，心血虚可以多食一些红色的食物，如红豆、苹果、红薯等。

食材	食用方法	选购
桂圆 有益心脾、补气血、安心神的用途，尤其适宜心血不足型心悸的患者	**可用桂圆肉泡茶常饮。**也可煮桂圆粥食用，桂圆性热，不宜食用过多	桂圆颗粒较大，壳色黄褐，壳面光洁，薄而脆的质量好
猪心 猪心补心，可治心悸怔忡，适宜心血不足，心气虚弱而心悸者服食	**煲汤、蒸煮、炒食等。**用猪心一枚，切后同姜、葱、盐适量煮食	新鲜猪心呈淡红色，脂肪乳白或微带红色，组织结实，具有韧性和弹性，气味正常
葡萄 有补气血的作用。《陆川本草》中说它："滋养强壮，补血，强心利尿。治血虚心跳。"	**生食、榨汁等。**葡萄对大脑神经有补益和兴奋作用，葡萄干的糖分和铁的含量也较高，这对体弱贫血者也有补血效果	外观新鲜，大小均匀整齐，枝梗新鲜牢固，颗粒饱满，青籽和瘪籽较少，外有白霜者，品质为最佳
苦瓜 有清心火的作用。对痰火上扰或心火偏旺的心悸者，食之尤宜	**凉拌、炒食、煲汤等。**孕妇、脾胃虚寒者慎食	苦瓜上果瘤越大越饱满，表示瓜肉越厚
木耳 有滋阴、养胃、活血、润燥的作用。能防治动脉硬化、冠心病、高血压和高脂血症	**凉拌、煲汤、炒食等。**鲜木耳含有一种光感物质，人食用后经太阳照射可引起皮肤瘙痒、水肿，严重的可致皮肤坏死	用水浸泡后则膨胀，形似耳状，厚约2毫米，棕褐色，柔润，微透明，有滑润的黏液。气微香，味淡
人参 具有大补元气、复脉固脱、补脾益肺、生津、安神的功效	**可用人参3克，切片，每天泡茶饮。**适宜心气虚弱，产后病后体虚之人心功能不全而心悸时食用	老皮，黄褐色，质地紧密有光泽。皮嫩而白者，则不是纯人参

失眠 睡眠归"心"管，气血不足睡难安

辨证治病

肝郁气滞	气血不足	胃肠失调	痰热内扰	阴虚火旺	心胆气虚
失眠，伴有心情抑郁、精神压力，严重的甚至会出现胁肋少腹胀满、窜痛。女性患者会出现乳房胀痛、月经不调等	不易入睡，多梦，并且伴有怕冷，气短无力，面色㿠白，舌色淡白、舌边有齿痕	失眠，并伴有便秘或泄泻、不消化。儿童易伴有小儿疳积	由饮食不节、暴饮暴食、嗜酒成癖导致肠胃受热，痰热上扰。表现为失眠、头重、胸闷、心烦、吞酸、不思饮食	多因身体亏虚、纵欲过度、遗精，使肾阴耗竭，表现为失眠、五心烦热、耳鸣健忘	由于突然受惊，或耳闻巨响，目睹异物，或涉险临危引起，表现为噩梦惊扰、夜寐易醒、胆怯心悸、遇事易惊

　　至少在 3 个月以上，出现慢性、长期的睡眠障碍，难以入眠，睡后易醒，睡眠不实，伴有疲劳、记忆力下降等症状，才叫作失眠。不能以睡眠时间作为衡量标准，睡眠的时间因人而异，有的人可能每天只睡 5 个小时就能保证一天的精力充沛，而判断失眠症的标准应该看是否影响到了工作质量和生活质量。

　　中医认为，心主神志。睡眠的问题归心管，一旦人气血不足，心失所养，就会出现失眠的症状。还有一种人长期情绪不畅，郁郁寡欢，导致身体里面肝郁气滞。一旦气机不畅，壅滞在身体里面，到达不了该到的地方，就会化火扰心。另外，中医认为，胃不和则卧不安。人的胃肠失调也会导致气机失畅，进而内扰心神。

吴老师叮嘱

　　不要把工作带到床上去做，这样潜意识中容易形成床即是工作地点的观念，易造成大脑过度兴奋。

贴敷

贴敷治失眠，容易坚持效果好

　　取耳部的神门、肝、脾、皮质下、交感等穴位，任选两三个穴位贴菜籽，每 24~72 小时换 1 次，这些穴位可交替进行贴敷。此法适用于各种类型的失眠症，尤以肝郁脾虚型为佳。

　　用吴茱萸、肉桂、川椒研末，各取等量，用伤湿止痛膏将其贴在涌泉穴上，涌泉贴敷适合于虚寒体质或老年的失眠患者。本法适用于肾之阳气亏虚或心肾不交患者。

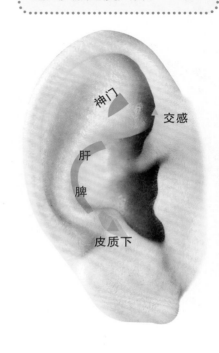

神门　交感　肝　脾　皮质下

按摩

每天按这几个穴位，睡眠会变好

治疗原则：宁心安神

用拇指指腹依次按压神门穴、三阴交穴，力度适中，每个穴位按摩3~5分钟。也可以用小胶布贴敷菜籽在这两个穴位上。

神门穴、三阴交穴是辅助治疗失眠的基本穴位，如果是肝郁气滞的患者，可在此基础上，加按期门穴、肝俞穴、行间穴。

如果是气血不足的患者，可在前面穴位的基础上，加按心俞穴、脾俞穴、足三里穴。如果家里有艾条的话，配合温灸这些穴位，效果更佳。

如果是胃肠失调的患者，可在前面穴位的基础上，加按中脘穴、下脘穴、丰隆穴、上巨虚穴，每次取3~5个穴位，每个穴位按摩3~5分钟。

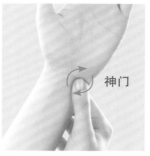

神门穴：在腕前区，腕掌侧远端横纹尺侧端，尺侧腕屈肌腱的桡侧缘。

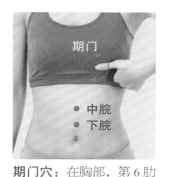

期门穴：在胸部，第6肋间隙，前正中线旁开4寸。

中脘穴：在上腹部，脐中上4寸，前正中线上。

下脘穴：在上腹部，脐中上2寸，前正中线上。

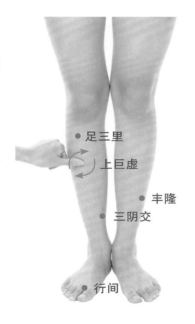

丰隆穴：在小腿外侧，外踝尖上8寸，胫骨前肌的外缘。

上巨虚穴：在小腿外侧，犊鼻穴下6寸，犊鼻穴与解溪穴连线上。

行间穴：在足背，第1、第2趾间，趾蹼缘后方赤白肉际处。

三阴交穴：在小腿内侧，内踝尖上3寸，胫骨内侧缘后际。

足三里穴：在小腿前外侧，犊鼻穴下3寸，犊鼻穴与解溪穴连线上。

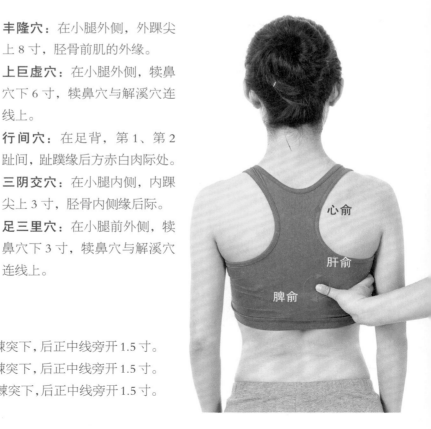

心俞穴：在脊柱区，第5胸椎棘突下，后正中线旁开1.5寸。

肝俞穴：在脊柱区，第9胸椎棘突下，后正中线旁开1.5寸。

脾俞穴：在脊柱区，第11胸椎棘突下，后正中线旁开1.5寸。

神经衰弱 心气郁滞精神差

辨证治病

脾气不足	肝气郁积
神情恍惚，精力不集中，睡眠障碍，舌质偏淡，没有食欲，脉沉细、微弦	心情抑郁，心事重重，面色晦暗，舌质偏暗

大多数的时候，神经衰弱都和记忆力减退、失眠联系在一起。在临床上症状较重时，我们称之为失眠；在失眠还比较轻微的时候，就叫它神经衰弱。神经衰弱是怎么引起的？

首先就是用脑过度，比如学生要应付考试、上班族要应付强大的工作压力等。中医上不叫用脑过度，而叫"思则伤脾"。你总是在思考，超过一定限度后，就会伤到脾，而脾主运化，运化弱了，脾气亏虚，气机自然就不畅了。

中医还有个说法，劳则气耗。辛劳一生，随着年龄的增大，人的气是在慢慢减少的，所以很多老年人的睡眠时间就比年轻人短，睡眠质量也不高，晚上易醒，这都跟气耗有关系。

还有一个原因是过分用心，往往跟情志联系在一起。大家知道，心藏神，如果你总是心事重重、处心积虑的话，心藏不了神，于是失眠、易惊等神经衰弱的症状就出现了。其实，这已经是现代人的一大健康隐患，时时处于过重的压力当中，总是所想不遂，眼睛总是看着那些得不到的东西，于是导致心气郁滞。

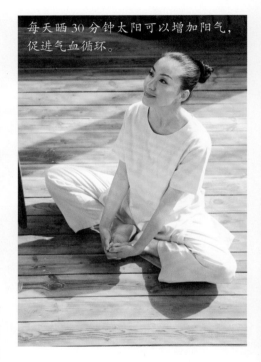
每天晒30分钟太阳可以增加阳气，促进气血循环。

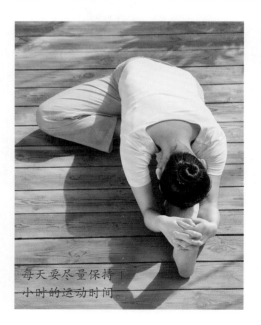
每天要尽量保持1小时的运动时间

吴老师叮嘱

体育锻炼，旅游疗养，调整不合理的学习、工作方式等也不失为一种摆脱烦恼处境、改善紧张状态、缓解精神压力的好方法。

妙招

早晚梳头3分钟，就这么简单

早晚梳头：每天的早上和晚上，都用梳子梳梳头，以头顶为主向两侧分梳，或者从后向前梳，这样可以疏通头上的阳经，具有很好的补益作用。早晚各梳100次，需长期坚持，效果才明显。任何的神经衰弱患者都可以采用此法。

十指叩头：平时无论是不是有健忘症状，都可以用手指代替梳子，敲打头部。我们人体的阴阳经脉在手上交汇，经气始生发于指尖，而阳经能上于头面部，手部的阴阳经脉通畅的话，就能保证头部的经脉通络，大脑就聪明，不易退化。

梳子梳齿应该圆润。

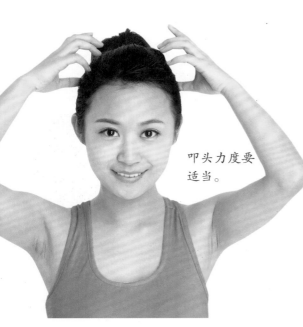

叩头力度要适当。

头部刮痧：手拿刮痧板，找到疼痛的部位，用齿梳刮法或角刮法刮拭。然后，接着刮拭其他部位，具体可以参照前面的取穴方法，头部和身体其他部位的穴位按摩的总时间比例要适当，以3:1或5:1为宜。此方法适合实证的头痛患者。

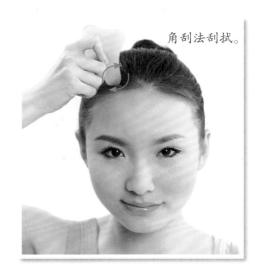

角刮法刮拭。

按摩

按摩 10 分钟，行气补血

治疗原则：健脾养心

用手指指腹依次按摩神门穴、内关穴、曲泽穴、三阴交穴、心俞穴、神堂穴、脾俞穴、足三里穴等。记忆力下降的患者，可在白天学习或工作前按摩，每个穴位按摩 5~10 分钟，每次选两三个穴位，重点按摩神门穴、足三里穴。睡不着觉的患者，以下午、晚上按摩为主，睡前 1 小时按摩，如果有条件的话，下午按摩 1 次，晚上按摩 1 次，重点按摩三阴交穴、神门穴、曲泽穴、心俞穴。

气虚明显的患者，在上述穴位的基础上，加按气海穴。以虚弱为主的，时间不限，可以重点按摩脾俞穴、气海穴、足三里穴，按摩的力度要轻柔。

肝郁明显的患者，可以在上述穴位的基础上，加按期门穴、太冲穴、行间穴，能够疏肝解郁。

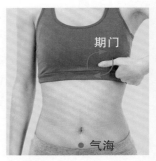

气海穴：在下腹部，脐中下 1.5 寸，前正中线上。

期门穴：在胸部，第 6 肋间隙，前正中线旁开 4 寸。

内关穴：在腕前区，腕掌侧远端横纹上 2 寸，掌长肌腱与桡侧腕屈肌腱之间。

神门穴：在腕前区，腕掌侧远端横纹尺侧端，尺侧腕屈肌腱的桡侧缘。

曲泽穴：在肘前区，肘横纹上，肱二头肌腱的尺侧缘凹陷中。

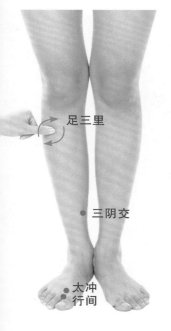

三阴交穴：在小腿内侧，内踝尖上 3 寸，胫骨内侧缘后际。

心俞穴：在脊柱区，第 5 胸椎棘突下，后正中线旁开 1.5 寸。

神堂穴：在脊柱区，第 5 胸椎棘突下，后正中线旁开 3 寸。

脾俞穴：在脊柱区，第 11 胸椎棘突下，后正中线旁开 1.5 寸。

足三里穴：在小腿前外侧，犊鼻穴下 3 寸，犊鼻穴与解溪穴连线上。

太冲穴：在足背，第 1、第 2 跖骨间，跖骨底结合部前方凹陷中，或触及动脉搏动处。

行间穴：在足背，第 1、第 2 趾间，趾蹼缘后方赤白肉际处。

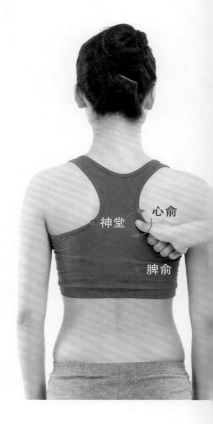

艾灸 艾灸脾经，心脾双补

艾灸的时候，要以脾经为主，因为脾旺的话，气血就充足，自然就能养心。重点灸三阴交穴、足三里穴、气海穴、脾俞穴，每个穴位灸5~10分钟。此方法适合脾气不足的患者。

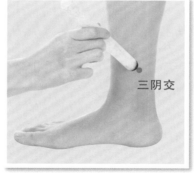

三阴交

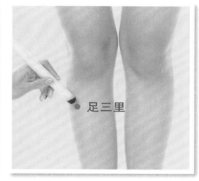

足三里

贴敷 穴位贴敷，双倍的保健效果

选择一些能够安神养血、宁心调气的中药，如五味子、五倍子和莲子心（莲子心一定要选干的）。分别将上述药物研末，各取等量，用伤湿止痛膏贴在穴位上，贴上之后轻轻按摩两三分钟，每天按摩四五次，直至局部出现温热感或皮肤出现红晕。

可以选择的穴位有心俞穴、脾俞穴、三阴交穴。此法适用于一般性的神经衰弱患者，以心脾两虚者尤佳。

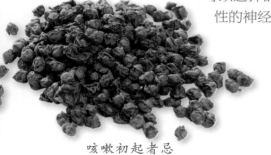

咳嗽初起者忌服五味子。

外感风寒时禁用五倍子。

选取耳部的心、肝、脾、皮质下、交感、神门等反射区，用王不留行籽或者火柴头，用胶布将其固定在穴位上，每隔12小时换1次。此方法对一般性的神经衰弱患者皆适用。

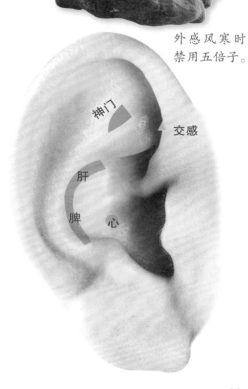

皮质下

神门

交感

肝

脾

心

健忘 心血不足导致脑血管失去滋养

辨证治病

实证	虚证
病程短，有明显的外伤史，年龄比较轻，体格壮实，情绪不畅，舌质偏暗，脉象弦涩	病程长，无明显诱因，有明显慢性失血病史、久病病史，年龄偏大，体质弱、舌质淡，脉沉细弱

在我们的日常生活中，健忘十分常见，而且不同的年龄阶段都会发生健忘。不过，对于不同的人，健忘的表现形式不一样。一般来讲，最常见的表现就是记忆力减退，相信很多人都有这样的感受，我明明出门有事要做，但是出了门后却怎么也想不起要做什么事了。还有一种状况是近事遗忘，近期发生的事情想不起来，但很久以前发生的事情大多能记得，这种状况一般是由脑外伤、中风引起的，很多老年人的健忘也属于近事遗忘。

从中医的角度来看，健忘有这么几种原因。一是先天的肾精不足，不能化生气血，脑府缺养。也就是说，先天禀赋不足是健忘的主要原因之一。二是疾病造成的气血亏虚，比如大量失血、出血、慢性贫血等症，有的产妇在生完孩子以后，会出现短暂的记忆力减退，就是因为失血造成大脑失养导致的。三是气血淤滞，脉络不畅，心脾失养。这相当于血管性痴呆，比如中风以后、脑外伤以后，都有不同程度的痴呆表现和记忆力减退。有百分之八九十较严重的外伤病人不记得受伤的过程，多因为大脑记忆区的血液供应不足造成。

> **吴老师叮嘱**
>
> 人的衰老是一个自然的过程，随着年龄的增长，特别是到了老年，气血随之损耗，大脑也会逐渐失养，出现健忘症状也在所难免。

食疗 吃松子仁、鸡心，健脑益智

取鸡心 200 克，松子仁 50 克。鸡心洗净；将松子去皮，放锅内用小火炒熟，搓去薄皮。锅内加入植物油，烧至六七成热时，将鸡心入油中炸至金黄色，捞出控油。锅内留少许底油，烧热后，加入葱、姜、蒜煸出香味，下入鸡心略炒，烹入调料，加松子仁，翻匀勾芡，盛出即可。佐膳食用，每周一两次。松子仁、鸡心有补心镇惊、健脑益智的功效，适用于心悸、记忆力减退患者食用。

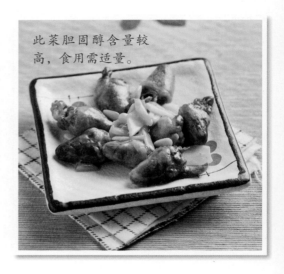

此菜胆固醇含量较高，食用需适量。

按摩 按摩穴位也可养心补脑

治疗原则:实证行气活络，虚证补益气血

用拇指依次按压百会穴、四神聪穴、风府穴、哑门穴、风池穴、神门穴，每次选3~5个穴位，每个穴位按摩3~5分钟。虚证的患者，在按摩的时候力度要小，动作要缓;实证的患者则需刺激量大一点，时间长一些。

实证患者在前面穴位的基础上，加按膈俞穴、太冲穴，力度稍微大一些，每个穴位按摩5~10分钟。

虚证患者在上述第一条的所取穴位基础上，加按脾俞穴、肝俞穴、肾俞穴、足三里穴、气海穴、关元穴，力度要小，每次取3~5个穴位，每个穴位按摩1~3分钟。

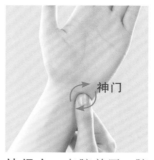

神门穴:在腕前区，腕掌侧远端横纹尺侧端，尺侧腕屈肌腱的桡侧缘。

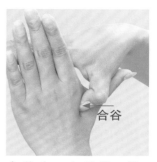

合谷穴:在手背，第2掌骨桡侧的中点处。

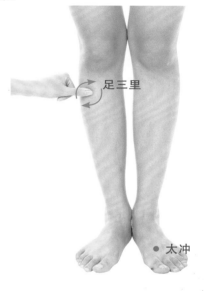

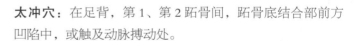

太冲穴:在足背，第1、第2跖骨间，跖骨底结合部前方凹陷中，或触及动脉搏动处。

风池穴:在颈后区，枕骨之下，胸锁乳突肌上端与斜方肌上端之间的凹陷中。

风府穴:在颈后区，枕外隆突直下，两侧斜方肌之间凹陷中。

哑门穴:在颈后区，第2颈椎棘突上际凹陷中，后正中线上。

膈俞穴:在脊柱区，第7胸椎棘突下，后正中线旁开1.5寸。

肝俞穴:在脊柱区，第9胸椎棘突下，后正中线旁开1.5寸。

脾俞穴:在脊柱区，第11胸椎棘突下，后正中线旁开1.5寸。

肾俞穴:在脊柱区，第2腰椎棘突下，后正中线旁开1.5寸。

足三里穴:在小腿前外侧，犊鼻穴下3寸，犊鼻穴与解溪穴连线上。

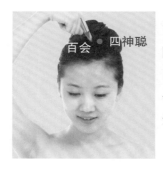

百会穴：在头部，前发际正中直上 5 寸。

四神聪穴：在头部，百会穴前、后、左、右各旁开 1 寸，共 4 穴。

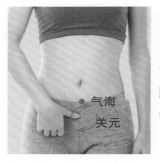

关元穴：在下腹部，脐中下 3 寸，前正中线上。

气海穴：在下腹部，脐中下 1.5 寸，前正中线上。

妙招 梳头有门道，根据体质选对梳子

头是"诸阳之首"，人体的重要经脉和 40 多个大小穴位都聚集在头部。经常用梳子梳理，能行气活络。每天梳头数分钟，不仅会感到轻松舒适，而且还能增强记忆力，健脑养神。

实证患者尽量选用牛角梳、砭石梳、桃木梳，因为这些梳子的材质具有清热解毒、祛瘀通络的作用。梳头时，要从前向后梳，有清泻的作用。

虚证患者尽量选用胡桃木梳、桂梳、檀香木梳，因其芳香能行脾除湿，所以非常适合虚证患者。梳头时，要从后向前梳，有补益的作用。梳头健脑的时候，尽量选择在上午进行。中医最讲究"天人相应"，上午是阳气升发的时候，同时人的气血也在上午最旺盛，气血充足，经脉通畅，所以上午梳头效果最好。

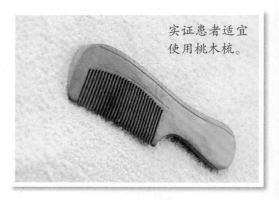

实证患者适宜使用桃木梳。

用手轻叩头，耳聪目明记忆好

上臂自然放松，以腕带指，手指呈弧形、弯曲，着力点在各手指指腹。范围在发际范围内为佳。总体上，不拘时间，上午为最佳。每天至少用手指叩击头部数遍，多多益善。

通过此种方法按摩头部，不仅有健脑安神、聪耳明目的作用，同时还能改善脑部血液循环，增加大脑摄氧量，有益于大脑皮质的功能调节。

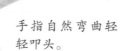

手指自然弯曲轻轻叩头。

头晕 让心"回家"养养神

辨证治病

实证		虚证
无风不作眩，肝风内动	无痰不作眩，气血淤滞	无虚不作眩，肝肾亏损
头晕胀痛，伴有面部生火，脾气急躁，口干、口苦，脉弦数	头晕头重，伴有胸闷、痞闷，舌苔厚腻，脉象弦滑	头晕耳鸣，面色萎黄或面色㿠白，伴有疲劳、出汗

　　头晕，这个词只是现代的说法。在古人那里，叫作眩晕，并有"无风不成眩""无痰不成眩""无虚不成眩"的说法。也就是说，风、痰、虚是造成眩晕的原因。

　　"风"指的就是肝风内动，人总是急躁易怒，这时候气郁化火，耗伤了肝阴，于是风火上扰于头部，使得人头晕胀痛；"痰"指的是痰湿，我们吃进来的食物被身体吸收不了的时候，就会聚集下来，这就叫痰湿，它留在身体里面会影响到气血的运行，该上的上不去，该下的下不来，于是就会头晕头重，还伴有胸闷；那么，什么是虚呢？此处的虚指的是肝肾的运行不足。肝为风木之脏，肾是人的根本，肝肾气不足了，会导致一系列的头晕、耳鸣等症状。

　　而在现代医学中，头晕常见于高血压、动脉硬化、贫血、神经官能症、耳源性疾病以及颈椎病的患者。比较轻微的眩晕，就像坐船一样，躺下来，闭目休息一会儿就行，发作的时间很短暂；而严重的眩晕患者，会感觉到天旋地转，不能站立，甚至伴有恶心、晕倒等症状。

> **吴老师叮嘱**
>
> 　　出现较为严重的头晕时要及时就医，以免出现其他的并发症。

耳穴　5个耳部反射区止头晕

　　取耳郭上的肝、脾、肾、皮质下、额等反射区，用食指的指端点按，每个穴位两三分钟，能迅速缓解头晕症状。此方法适合任何头晕患者。

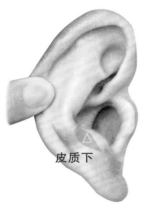

皮质下

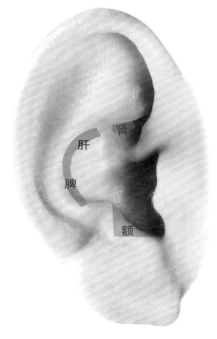

肾
肝
脾
额

食疗

头晕食疗方，三天见效

1. 篱栏粥

取篱栏(一种中药) 25 克，带壳鸡蛋 1 个，大米 50 克，盐适量。鸡蛋煮熟，去壳。篱栏放入纱布包中与大米、鸡蛋同煮成粥，加盐调味。食用粥和鸡蛋，一般连续食用 3 天，头晕头痛症状即有明显好转。此粥不仅可治疗头晕头痛，还有辅助降压的作用。

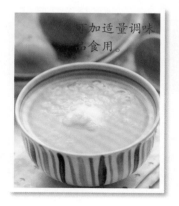

可加适量调味后食用。

2. 红糖鸡蛋

取鸡蛋 2 个，红糖 30 克，豆油适量。先将锅烧热，倒入豆油和红糖(放一点水搅拌)，敲开鸡蛋放入锅内煎熟，空腹服用，连服 10 天。

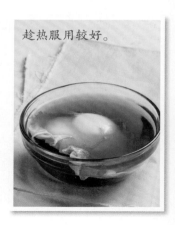

趁热服用较好。

妙招

开天窗、鸣天鼓，让人变清醒

由颈椎病引发的头晕患者，平常可多进行自我头颈部的拔升，也就是将头部尽量用力上提后仰，这样能预防头晕的发作。此方法适合任何头晕患者。

多做"开天窗、鸣天鼓"的动作。将两手搓热，用手掌同时用力捂住两侧的耳朵，再快速地将双手向外松开，就叫"开天窗"。如法，可反复操作多次。将中指和拇指扣紧，然后用中指快速持续地敲击脑后的枕骨及乳突，就是"鸣天鼓"。

快速持续敲击。

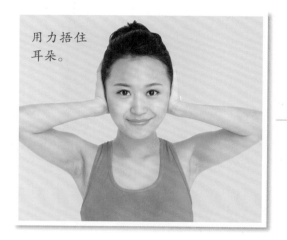

用力捂住耳朵。

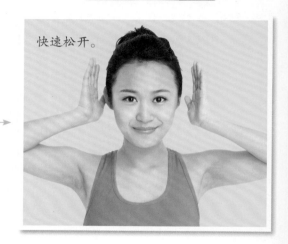

快速松开。

按摩 按摩头部穴位防治头晕

治疗原则：宁心安神、补益气血

用手指的指腹依次按摩百会穴、风池穴、头维穴、悬颅穴、悬厘穴、合谷穴、太冲穴，每次选 3~5 个穴位，每个穴位按摩 3~5 分钟。实证的患者，按摩的力度要大，时间稍微长些。此方法适合任何头晕患者。

如果是虚证的患者，在前面穴位的基础上，加按足三里穴和太溪穴，按摩力度要轻，时间可适当缩减。

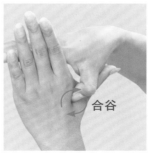

合谷穴：在手背，第 2 掌骨桡侧的中点处。

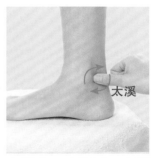

太溪穴：在踝区，内踝尖与跟腱之间的凹陷中。

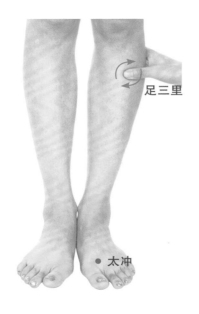

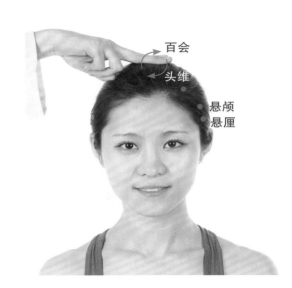

头维穴：在头部，额角发际直上 0.5 寸，头正中线旁开 4.5 寸处。

悬颅穴：在头部，从头维穴至曲鬓穴的弧形连线（其弧度与鬓发弧度相应）的中点处。

悬厘穴：在头部，从头维穴至曲鬓穴的弧形连线（其弧度与鬓发弧度相应）的上 3/4 与下 1/4 的交点处。

百会穴：在头部，前发际正中直上 5 寸。

足三里穴：在小腿前外侧，犊鼻穴下 3 寸，犊鼻穴与解溪穴连线上。

太冲穴：在足背，第 1、第 2 跖骨间，跖骨底结合部前方凹陷中，或触及动脉搏动处。

风池穴：在颈后区，枕骨之下，胸锁乳突肌上端与斜方肌上端之间的凹陷中。

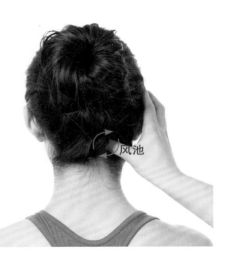

肾阴虚：经常感觉燥热不安

肾是先天之本，也就是说，我们先天的气血是否充足，关键就要看肾的功能是否健全。它决定了我们先天气血的多少，所以，我们形象地把它称之为是气血的"储存银行"。所以，大家在后天要不断地在这个生命的银行里"存款"，同时也要节约使用，不要过度损耗，否则人就会早衰，寿命也会缩短。

《黄帝内经》记载："女子七岁肾气盛，齿更发长；二七而天癸至，任脉通，太冲脉盛，月事以时下，故有子；三七肾气平均，故真牙生而长极；四七筋骨坚，发长极，身体盛壮；五七阳明脉衰，面始焦，发始堕；六七三阳脉衰于上，面皆焦，发始白；七七任脉虚，太冲脉衰少，天癸竭，地道不通，故形坏而无子也。"

在我们人体的生长发育过程中，肾气还起一个催化、推动的作用。它贯穿于我们生老病死的整个过程中，所以，大家在各个阶段都要注意后天的补养，因为先天之气也要靠后天的脾胃来滋养。就像你培植黄豆芽的时候，光有黄豆，却不给它营养，即使发了芽也会变干枯。

要特别强调的一点是，对于肾脏的精气，中医里永远只存在补，而没有泻的说法。不能给肾脏撤火，更不能灭火，只有通过不断地、适度地添加燃料，才能让肾火烧得长久而旺盛。肾相当于人的根，只有保护好这个根，我们才可能永远健康，永葆活力。

肾阴虚，听力越来越差

肾主骨、生髓，通于脑。髓由肾精所生，藏于骨腔之中，以充养骨骼。脑与脊髓相通，故称"脑为髓海"。若肾精充足，骨髓充盈，骨得髓养，则骨坚强有力；脑髓盈满，则耳聪目明，精力充沛；若肾精不足，骨髓空虚，骨失所养，则骨疏胫软、行动无力；脑髓空虚，则可能出现眩晕、耳鸣、全身疲乏，记忆减退等。

肾开窍于二阴。尿生成于肾。人体里的水液经过小肠的吸收后，下输于肾，在肾阳的蒸化下，经过膀胱的作用，排出体外。粪便的排泄，本是大肠的传化糟粕功能，但也与肾的气化有关。膀胱功能减弱，不能约束，会出现遗尿。膀胱有热，湿热蕴结，可出现小便困难，尿道疼痛或血尿等。肾阴不足时，可致肠液枯涸而便秘；肾阳虚损时，则气化无力而致阳虚便秘或阳虚泄泻。

肾阴虚怎么吃？怎么养？

肾阴虚是指由于肾阴亏损，失于滋养，虚热内生所表现的证候，中医临床称为肾阴虚证。多由久病耗伤，或禀赋不足，或房劳过度，或过服温燥劫阴之品所致。

> **💡 吴老师叮嘱**
>
> 肾阴虚多发生于中青年人群，因中青年活动量比较大，无论是学习、锻炼，精力上耗损都比较多。

肾阴虚患者需要多摄入一些滋阴补肾，调补气血的食物。

食材	食用方法	选购
山药 有强精固肾的功效。煎汤服用或调制山药粥，能补益肾气、健脾胃	**煲汤、蒸煮均可**。这两种烹调方式可以最大程度保留山药的营养成分	选择表面没有破损的山药，如超市售卖的是切断的山药，断口颜色越浅越新鲜
西洋参 既是补气良药，补气同时又不伤阴，对治疗肾气虚有很好的效果	**每天取3克泡水喝**。或煲骨头汤时放3~5克，不宜超量服用	整根西洋参要选质硬、表面横纹紧密、气味清香浓郁的。选购饮品要到药店购买
豇豆 能补肾健脾，除脾虚者宜食外，肾虚之人也宜食用，适于肾虚消渴、遗精、白浊，或小便频数、妇女白带等症	**炒食、凉拌等**。豇豆与大米一起煮粥食用不宜一次过量，以防产气腹胀	应该挑选外表光滑，整齐的，有伤的豇豆会影响里面的味道，所以建议大家多挑选没有伤的
干贝 能补肾滋阴，故肾阴虚者宜常食之，清代食医王孟英认为"干贝补肾，与淡菜同"	**煲汤、做菜等**。涨发品每次食用50~100克	颜色鲜黄，不能转黑或转白，有白霜的鲜味较浓
桑葚 有补肝、益肾、滋阴的作用。尤其是肾阴不足者，食之最宜	**生食、制作果汁、煲汤、煮粥等**。体虚便溏者不宜食用，儿童不宜大量食用	颗粒比较饱满，厚实，没有出水，比较坚挺的，是比较好的
何首乌 补肝肾，益精血，用于更年期阴亏火旺、头晕眼花、虚烦失眠、性情急躁。还可用于慢性肾功能衰竭	**泡茶、煲汤、煮粥等**。大便清泄及有湿痰者不宜食用	应选个大，质坚实而重，表面红褐色，断面有明显云彩花纹，粉性足者

盗汗 益气养阴止出汗

辨证治病

阴虚内热证

盗汗，并伴有低热、咳嗽，脸部发红，舌质偏暗或暗红、少苔，脉沉细数

盗汗就是睡着了以后出汗。从中医上来讲，盗汗主要是由阴虚引起的。前面讲过，阴虚的人往往都有内热，体内的这股"火"就会把身体里的津液给逼出来，于是就会不停地出汗。人出汗后，身体里面阴液就更少了，于是就加重了阴虚，阴虚则内热，自然就会表现出各种热证的症状，比如说面色发红、低热等。另外，阴阳互根，互相依存，阴液不断减少，也在无形中损耗着身体里的阳气，时间久了，极易导致阴阳俱虚的状况。

一般来说，年老、久病、气血亏耗、阴液内伤、结核病、急性热病都会引起盗汗。这时候，就需要通过调和气血、益气养阴来防治疾病。

> **💡 吴老师叮嘱**
>
> 在药物治疗的同时，应加强必要的体育锻炼，养成有规律的生活习惯，注意劳逸结合。

食疗

盗汗食疗方

1. 五味梅茶饮

取五味子、乌梅各3克，用沸水泡茶，以茶代饮，有助于辅助治疗任何类型的盗汗。

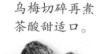

乌梅切碎再煮茶酸甜适口。

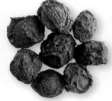

2. 韭黄炒猪肾

取韭黄100克，猪肾1个，油、盐、姜丝各适量。将猪肾洗净切成薄片，韭黄洗净切成小段。将油放入锅内烧热，放入猪肾，炒透后放入韭黄、姜丝，调味后即可。此方适用于肾虚腰痛、肾虚遗精、盗汗等症，有补肾强腰的功效。

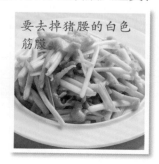

要去掉猪腰的白色筋膜。

3. 黄花菜蒸瘦肉

取猪瘦肉200克，黄花菜50克，酱油、豆粉、盐、高汤各适量。将猪瘦肉、黄花菜洗净，用刀把猪瘦肉切成肉丝。加入酱油、盐、豆粉，搅拌均匀，加适量高汤，放入蒸锅内，隔水蒸熟。此方适用于肾虚腰痛、盗汗等症，有补血、养肾的功效。

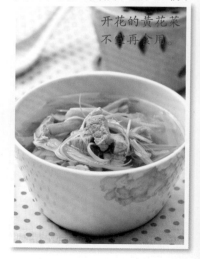

开花的黄花菜不宜再食用。

按摩

常按肾经上的穴位

治疗原则：益气养阴

用手指指腹依次按摩心俞穴、肺俞穴、脾俞穴、肾俞穴、太溪穴、照海穴、复溜穴，每次任选 3~5 个穴位，每个穴位按摩 3~5 分钟。按摩时，刺激量要小。如果出汗有规律，睡前按摩 1 次；如果出汗没有规律，按摩的时间不限。

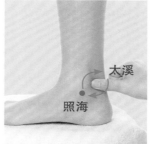

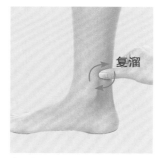

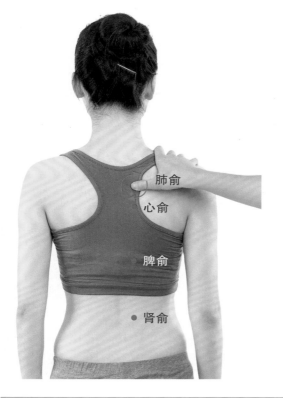

太溪穴：在踝区，内踝尖与跟腱之间的凹陷中。

照海穴：在踝区，内踝尖下 1 寸，内踝下缘边际凹陷中。

复溜穴：在小腿内侧，内踝尖上 2 寸，跟腱的前缘。

脾俞穴：在脊柱区，第 11 胸椎棘突下，后正中线旁开 1.5 寸。

肾俞穴：在脊柱区，第 2 腰椎棘突下，后正中线旁开 1.5 寸。

心俞穴：在脊柱区，第 5 胸椎棘突下，后正中线旁开 1.5 寸。

肺俞穴：在脊柱区，第 3 胸椎棘突下，后正中线旁开 1.5 寸。

贴敷

在穴位贴敷中药，效果倍增

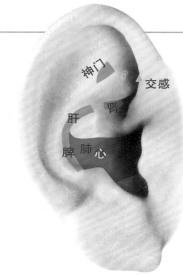

分别将五味子和五倍子研末，各取等量，在心俞穴、肝俞穴中任选一穴，用伤湿止痛膏将药粉贴在穴位上，每日 1 次。此方法适合任何盗汗患者。

分别将肉桂、山萸肉研末，各取等量，用伤湿止痛膏将药粉贴在涌泉穴上，每次贴 12 小时，每天 1 次。此方法适合任何年龄的盗汗患者。孕妇禁止贴敷涌泉穴。

取耳部的心、肝、肾、肺、脾、交感、神门等反射区，取几粒王不留行籽，用胶布将其贴在穴位上，每天贴 12 个小时。此方法适合任何年龄的盗汗患者。

耳鸣、耳聋 肾精足则耳聪目明

辨证治病

实证	虚证
多见于中青年人，由肝胆、三焦不畅引起耳窍闭塞。主要症状：持续不断的耳部鸣响，声音偏大，伴有头部昏胀、性情急躁或两胁不适，脉弦数	多见于中老年人，由肾气亏虚、精气不足引起的耳部失养。主要症状：两耳鸣响、细弱缠绵，伴有腰膝酸软、小便清长或频数

　　中医认为，肾与耳的关系密切。《黄帝内经》记载，肾开窍于耳。肾精充足，则耳聪目明、精力充沛；肾精亏损，精气就不能上达头面部。耳窍一旦失去滋养，轻则耳鸣，重则听力下降，甚至耳聋失聪。所以，中医还有种说法，"鸣者，聋之渐也"，也就是说耳鸣多为耳聋的先兆。这时候，养生的关键就在于补肾填精。

　　还有的人虽然肾精充足，但同样会耳鸣，这是什么原因呢？很有可能是痰热壅阻，这类人往往形体肥胖、痰多而黏。中医讲，痰火上升，郁于耳中而为鸣，郁甚则闭矣。如果人体痰热郁结，并循肝经、胆经上壅至头面部，就会致使耳窍被蒙，因此耳鸣不休。这时候，首要的工作就是清热化痰。

💡 吴老师叮嘱

　　耳鸣可以适量补充 B 族维生素，能够营养耳部神经，对耳鸣、耳聋的状况有所缓解。

食疗 耳鸣患者饮食宜忌

　　主食宜吃大米、小米、玉米、面粉、黄豆等；肉类、奶类宜吃猪肉、鸭肉、鸡肉、牛奶、羊奶、鲫鱼、黄鱼、鲤鱼等；水果宜吃苹果、橘子、李子、桃子、柿子、香蕉、西瓜、哈密瓜等；蔬菜宜多吃白菜、菠菜、芹菜、扁豆、西红柿、黄瓜、茄子、豆芽、竹笋等。

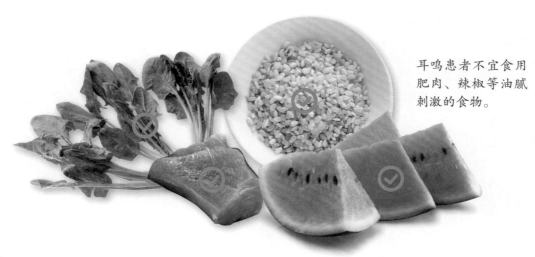

耳鸣患者不宜食用肥肉、辣椒等油腻刺激的食物。

常按肝经、胆经、肾经上的穴位

按摩

治疗原则：实证疏肝理气，虚证补肾益气

实证的患者，用手指指腹依次按摩风池穴、翳风穴、角孙穴、耳门穴、听宫穴、听会穴、外关穴、中渚穴、阴陵泉穴、足临泣穴等，以中等以上的力度按摩，每天任选 3~5 个穴位按摩。

虚证的患者，用手指指腹依次按摩百会穴、听宫穴、肾俞穴、志室穴、脾俞穴、肝俞穴、关元穴、足三里穴、太溪穴等，力度要轻，每天任选 3~5 个穴位。

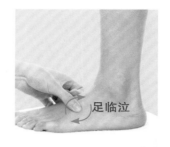

足临泣穴：在足背，第 4、第 5 跖骨底结合部的前方，第 5 趾长伸肌腱外侧凹陷中。

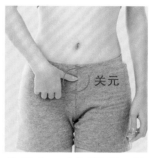

关元穴：在下腹部，脐中下 3 寸，前正中线上。

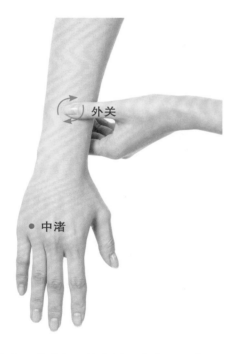

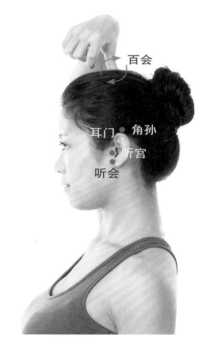

百会穴：在头部，前发际正中直上 5 寸。

角孙穴：在头部，耳尖正对发际处。

耳门穴：在耳区，耳屏上切迹与下颌骨髁突之间的凹陷中。

听宫穴：在面部，耳屏正中与下颌骨髁突之间的凹陷中。

听会穴：在面部，耳屏间切迹与下颌骨髁突之间的凹陷中。

外关穴：在前臂后区，腕背侧远端横纹上 2 寸，尺骨与桡骨间隙中点。

中渚穴：在手背，第 4、第 5 掌骨间，掌指关节近端凹陷中。

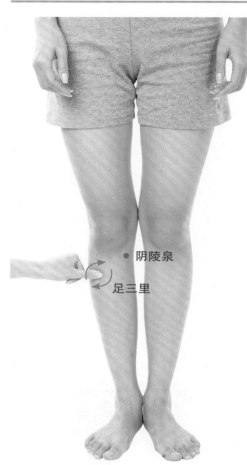

阴陵泉穴：在小腿内侧，胫骨内侧髁下缘与胫骨内侧缘之间的凹陷中。

足三里穴：在小腿前外侧，犊鼻穴下3寸，犊鼻穴与解溪穴连线上。

太溪穴：在踝区，内踝尖与跟腱之间的凹陷中。

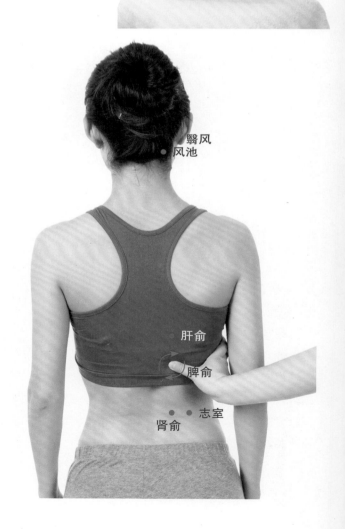

翳风穴：在颈部，耳垂后方，乳突下端前方凹陷中。

风池穴：在项后区，枕骨之下，胸锁乳突肌上端与斜方肌上端之间的凹陷中。

脾俞穴：在脊柱区，第11胸椎棘突下，后正中线旁开1.5寸。

肝俞穴：在脊柱区，第9胸椎棘突下，后正中线旁开1.5寸。

肾俞穴：在脊柱区，第2腰椎棘突下，后正中线旁开1.5寸。

志室穴：在腰区，第2腰椎棘突下，后正中线旁开3寸处。

轻叩耳周驱耳鸣

分别用双手的五指指腹叩击耳周部位，力度要轻，每天可进行数次，每次 3~5 分钟。也可用梳齿轻轻叩击。还可以参照本书第 104 页，进行"开天窗、鸣天鼓"的练习。此方法适合任何耳鸣、耳聋患者。

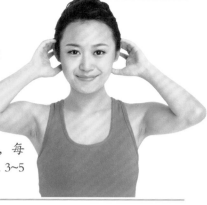

五指叩击耳周，每天数次，每次 3~5 分钟。

气道通了，耳窍便通

耳鼻口的气道是相通的，我们可以通过让三者产生共鸣，来达到头面部气机通畅的目的，进而打通壅阻的耳窍。可以按照这个口诀来进行："交替开鼻道，随机敞口窍，耳口交替行，共把耳鸣清。"任何的耳鸣患者都可以采用此法。

具体做法：

预备：抬头挺胸，两目远望。

1. 拇指和食指，按闭鼻孔，张口运气，以"O"的口型呼吸 3 次。
2. 闭嘴鼓腮，猛呼 3 次，猛吸 3 次。
3. 同闭口鼻，用劲呼吸，通耳窍。
4. 松开口鼻，气从胸出，分别从口、鼻、耳等三窍而出。

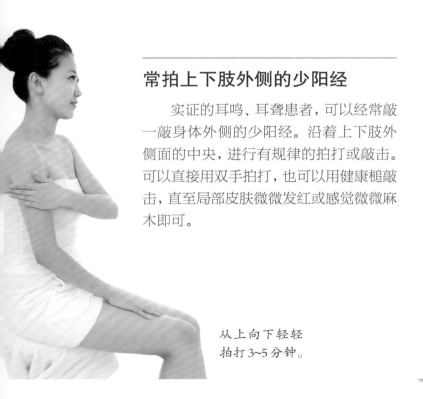

从上向下轻轻拍打 3~5 分钟。

常拍上下肢外侧的少阳经

实证的耳鸣、耳聋患者，可以经常敲一敲身体外侧的少阳经。沿着上下肢外侧面的中央，进行有规律的拍打或敲击。可以直接用双手拍打，也可以用健康槌敲击，直至局部皮肤微微发红或感觉微微麻木即可。

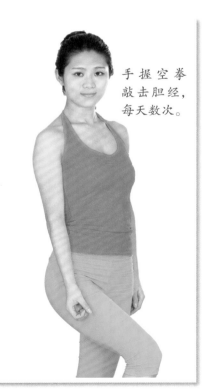

手握空拳敲击胆经，每天数次。

肝血虚：眼睛干涩，看不清东西

在中医理论中，肝主要负责藏血和疏泄。它就像一个物流中心，负责管理身体各种物质的流通和运输。当我们在休息或情绪稳定时，大量不用的血液就贮藏在肝；当劳动或情绪激动时，机体的需血量增加，肝就排出这些血液，供应机体活动的需要。另外，通过肝的疏泄功能，气血才能得以正常运行，精神情志也才能畅达。既然如此，养肝护肝就显得相当重要。

肝主疏泄

肝负责调节精神情志。肝的疏泄功能正常，人体就能较好地协调自身的精神、情志活动，表现为精神愉快、心情舒畅、理智灵敏。肝疏泄不畅时，则表现为精神抑郁、多愁善感、沉闷欲哭、嗳气太息、胸胁胀闷等；疏泄太过，则表现为兴奋状态，如烦躁易怒、头晕胀痛、失眠多梦等。

肝能促进消化吸收。肝的疏泄功能有助于脾胃之气的升降和胆汁的分泌，以保持正常的消化、吸收功能。如果肝失疏泄，则会出现食欲缺乏、消化不良、嗳气泛酸、腹胀、腹泻等消化系统疾病。

肝还能维持气血、津液的运行。肝的疏泄功能直接影响着气机的调畅。而且，气是血液运行的动力，气行则血行，气滞则血瘀。如果肝失疏泄，气机阻滞，可出现胸胁、乳房或少腹胀痛；如果肝失疏泄，气滞血瘀，则可见胸胁刺痛，甚至肿块，女子还可出现月经不调、痛经和闭经等症状。

肝主藏血

当人体在休息或情绪稳定时，大量血液贮藏于肝；当劳动或情绪激动时，机体的需血量增加，肝就释放储藏的血液，供应机体活动的需要。

如果肝藏血的功能异常，则会引起血虚或出血的病变，如吐血、衄血、咯血，或月经过多、崩漏等症状。

肝经穴位取穴视频

补肝血怎么吃？怎么养？

肝血虚指因肾精亏虚、精血不足，或脾胃虚弱化源不足，或久病耗伤阴虚等原因导致的肝血亏虚引起的头晕、耳鸣、面色无华、视物模糊、肢体麻木等一系列的证候。

> **吴老师叮嘱**
>
> 肝血虚证重在头目、肢体失养表现，有面、舌等颜色淡白，脉细等血虚的特征表现。

肝血虚需要多摄入一些补肝养血的食材，如桂圆、猪肝等。

食材	食用方法	选购
桂圆 具有补气血、益智宁心、安神的功效，可用于心脾虚损、气血不足所致的失眠、心悸、血虚萎黄、自汗盗汗等	**煲汤、泡茶、直接食用等。**桂圆肉性热，不宜多食	桂圆的果皮要选择无斑点，干净整洁的
猪肝 有补肝、明目、养血的功效，适用于气血虚弱、面色萎黄、心悸眩晕者	**炒菜、煲汤等。**猪肝胆固醇含量过高，食用时需要注意量	新鲜猪肝弹性佳，有光泽，不干皮，无腥臭，切开有血液流出
樱桃 可补充铁元素，促进血红蛋白再生，既可防治缺铁性贫血，又可改善皮肤代谢，起到补血美容的作用	**生食、榨果汁等。**樱桃含有一定量的氰苷，若食用过多会引起铁中毒或氰化物中毒	樱桃外观颜色是深红或者偏暗红色的，通常就比较甜了。暗红色的是最甜的，鲜红色的是略微有点酸的
胡萝卜 主下气、调补中焦、安五脏、助消化，所含胡萝卜素、维生素对补血有益，还可刺激皮肤的新陈代谢，增进血液循环	**生食、炒食、煲汤等。**胡萝卜中的β-胡萝卜素属于脂溶性的，加点油煸炒营养效果更好	外表光滑，没有伤痕的胡萝卜质量好
鲤鱼 有健脾益气、养血柔肝、安胎催乳的功效。鲤鱼含胱氨酸、组氨酸、谷氨酸等多种氨基酸，并含蛋白质、铁及多种维生素	**蒸煮、煲汤等。**把活鱼放在盐水里，1小时后泥腥味即可消失	鱼体扁平、紧实，多为肠脏少、出肉多的鱼
黑米 可入药入膳，对头昏目眩、贫血白发、腰膝酸软、夜盲耳鸣症疗效尤佳。长期食用可延年益寿	**蒸煮、做点心等。**黑米不宜精加工，以选择糙米为宜	好的黑米有光泽，米粒大小均匀，很少有碎米、爆腰（米粒上有裂纹），无虫，不含杂质

脂肪肝 肝失疏泄是病源

辨证治病

痰湿内阻	湿热蕴结	肝郁气滞	瘀血阻络
胁腹胀满，头晕倦怠、身体沉重，食少，痰多，恶心呕吐，体胖，肝脏肿大不明显，舌体胖大、苔白腻，脉沉滑	胸胁胀痛、胁下肿块、口苦、食少、肢体困倦、小便黄、大便不畅、舌红苔黄腻、脉弦滑而数	胁肋胀痛、易激动、乳房胀痛、食少、腹满、大便不爽，或腹痛欲便、便后痛缓、肝脏肿大、舌淡苔白、脉弦	胁下胀痛或刺痛，多固定不移，肝脾肿大，面色晦暗，纳呆，乏力，舌暗红，边有瘀点或瘀斑，脉弦细

　　中医认为，引起脂肪肝的原因有两个：一个是外源性的，一个是内源性的。很多人饮食不节，过食肥甘厚味、饮酒过度，使肝脏处于一个湿热交蒸的环境，增加了肝脏的负担，使其疏泄功能降低了。肝失疏泄，湿热壅滞，自然就痹阻了肝脏脉络，形成了脂肪肝。

　　从内部来看，有的人肝脏先天疏泄功能不强，脾脏的运化能力也不强，吃进来的食物分解不了，又运不走，只能壅滞在身体里，形成脂肪。所以，脂肪肝患者的日常养生要从疏肝利胆、健脾胃入手。需要注意的是，肝脏是人体的化工厂，任何药物进入体内都要经过肝脏解毒，所以平时不要动不动就吃药；合理膳食，每日三餐做到粗细搭配、营养平衡。足量的蛋白质能清除肝内脂肪。

吴老师叮嘱

　　适当运动，每天坚持体育锻炼，以加强体内脂肪的消耗；心情要开朗，不暴怒。

妙招　轻松"转"掉脂肪肝

　　选择一条弹性较小的健身带，固定在墙壁上或树上。调整自己与固定物的距离，使健身带刚好拉紧。双腿及臀部与地面保持垂直。用手在身前画一个弧形，同时上半身向左侧旋转90°，转回到初始位置后，再向右侧旋转90°。注意用腹肌发力控制。运动过程中保持臀部位置不变。每天坚持"转"半小时，轻松"转"掉脂肪肝。

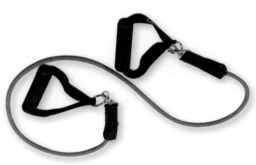

健身带的伸展长度最大为6倍，建议在3倍范围内使用。

转身时要和缓，防止扭伤。

食疗

决明山楂饮，适合肝气郁结者

取决明子、枳实、山楂各5克，用沸水冲泡，以茶代饮。长期泡服，有化痰理气的功效，尤其适合肝气郁结的患者。

使用鲜山楂量加倍。

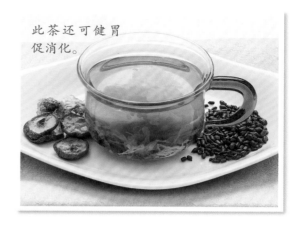

此茶还可健胃促消化。

4款理气化瘀的食谱

1. 海带紫菜决明子汤

将海带洗净、切碎，将25克决明子装在小纱布包中，与海带一起放入锅中，加水，大火烧开。待海带快熟时，放入紫菜煮2分钟，取出小纱布包，然后调味即可。本法适用于脂肪肝伴肝纤维化者。

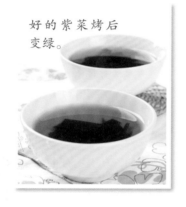

好的紫菜烤后变绿。

2. 何首乌玉米粥

取何首乌50克，玉米楂100克。将上述材料洗净，放在锅中，加水，熬煮成粥。本法适用于脾虚血少型的脂肪肝患者。

可以适当加些玉米须。

3. 三菜汤

各取等份的芹菜、菠菜、豆芽菜，分别洗净，放在锅中，加水同煮。每天2次，连服3个月，效果更佳。本法适用于脾虚湿阻型的脂肪肝患者。

可选用绿豆芽。

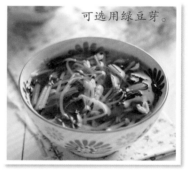

4. 白萝卜山楂饮

取适量的白萝卜和山楂，洗净后，山楂去核，白萝卜切碎，一同放入榨汁机中加水榨汁。每天喝1杯，有理气化瘀的功效。本法适用于气滞血瘀型的脂肪肝患者。

山楂横刨有利于去核。

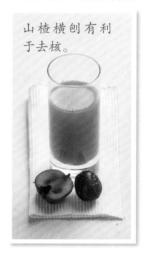

常按肝经、胆经、脾经及胃经上的穴位

按摩

治疗原则：化痰涤浊、疏肝理气

用手指指腹依次按摩期门穴、日月穴、肝俞穴、风门穴、太冲穴，手法可适当加重。每次可任选2~3个穴位，每个穴位按摩3~5分钟，每天按摩1~2次。此方法适合任何类型的脂肪肝患者。

痰湿内阻的患者，在前面穴位的基础上，加按丰隆穴；湿热蕴结的患者，加按中脘穴、足三里穴、阳陵泉穴；瘀血阻滞的患者，可加按膈俞穴、血海穴、三阴交穴。按摩的力度可适当加重，每个穴位按摩3~5分钟。

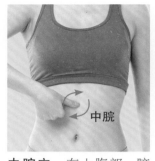
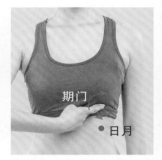

中脘穴：在上腹部，脐中上4寸，前正中线上。

期门穴：在胸部，第6肋间隙，前正中线旁开4寸。

日月穴：在胸部，第7肋间隙，前正中线旁开4寸。

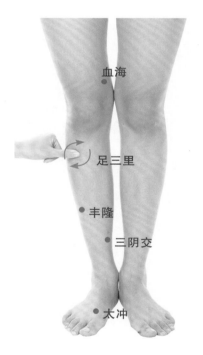
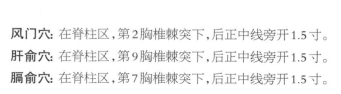

血海穴：在股前区，髌骨内上缘上2寸，股四头肌内侧头的隆起处。

足三里穴：在小腿前外侧，犊鼻穴下3寸，犊鼻穴与解溪穴连线上。

丰隆穴：在小腿外侧，外踝尖上8寸，胫骨前肌的外缘。

三阴交穴：在小腿内侧，内踝尖上3寸，胫骨内侧缘后际。

太冲穴：在足背，第1、第2跖骨间，跖骨底结合部前方凹陷中，或触及动脉搏动处。

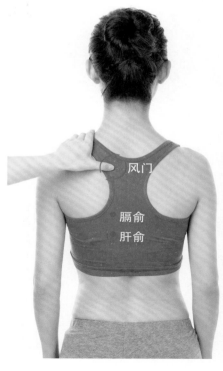

风门穴：在脊柱区，第2胸椎棘突下，后正中线旁开1.5寸。

肝俞穴：在脊柱区，第9胸椎棘突下，后正中线旁开1.5寸。

膈俞穴：在脊柱区，第7胸椎棘突下，后正中线旁开1.5寸。

胆囊炎、胆结石 不让肝受"苦"

辨证治病

肝气郁结	中焦湿热
表现以"痛"为主，胁脘疼痛、口苦咽干、食少腹胀、无黄疸、无明显寒热。舌苔薄白或微黄、舌质红、脉平或弦紧	表现以"黄"为主，胁脘剧痛、辗转不安、腹硬拒按、目黄身黄、小便黄浊、大便秘结或便溏、舌质红、苔黄腻、脉滑数或弦数

有句俗语叫"肝胆相照"，肝和胆确实有很大的关系。中医认为，肝和胆相表里。肝主疏泄，胆囊则负责胆汁的贮存和排泄。胆汁是由肝的精气所化生的，它汇集在胆，然后泄到小肠以助食物的消化，胆汁的化生、排泄由肝的疏泄功能来调节。如果肝的疏泄功能失常，就会影响胆汁的分泌和排泄。反之，胆囊功能失常，也会影响肝的疏泄。所以，胆囊炎、胆结石等胆道疾病，都和肝有关。

我们人体的胆腑以疏泄通降为顺，若肝胆郁结或中焦湿热滞结，胆汁就无法正常分泌、疏泄，胆汁长时间排不出去，极可能熬炼成石。结石不消，既会引起胆道炎症，又会引起胆囊炎。胆囊炎和胆结石往往都互为因果。哪种人易患这些疾病呢？首先是总爱郁闷或生气的人，这样的人肝气容易郁结，一般女性患者多于男性约4倍，尤以35~55岁者更多。

> ### 💡 吴老师叮嘱
>
> 爱吃膏粱厚味、油腻食物的人，这些食物最能酿湿生热，湿热蕴结于肝胆，也会使肝胆失于疏泄。

贴敷 穴位贴敷，一两天换 1 次

分别将黄芪、益母草研末，各取等份的药末混合，用伤湿止痛膏将其贴在穴位上，可以任选本书第 153 页的按摩穴位。一两天换 1 次，每次贴两三个穴位。

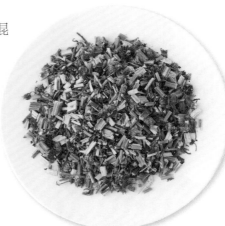

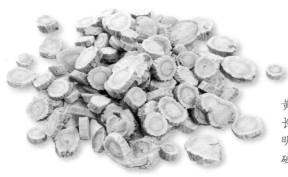

黄芪以根条粗长、菊花心鲜明、空洞小、破皮少者为佳。

益母草贮存期不宜过长，时间过长易变色。

食疗

泥鳅豆腐汤清热利湿

取泥鳅 500 克,豆腐 250 克(切块),红枣 2 枚,盐、料酒各适量。将泥鳅洗净,放入锅中,加料酒、水适量,炖至五成熟时,加入豆腐块和红枣,再炖至泥鳅熟烂为止,加盐调味。喝汤,吃豆腐和泥鳅,能够清热利湿。

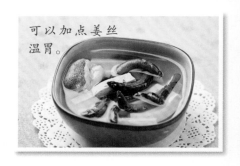
可以加点姜丝温胃。

豆腐要最后放入,这样才能保持鲜嫩。

---

3 款疏肝利胆的食疗方

1. 三金茶

取金钱草、海金沙、鸡内金各等份,将 3 味药一起水煎代茶饮。或者直接用沸水冲泡。本法适用于湿热症状明显的胆囊炎、胆结石患者。

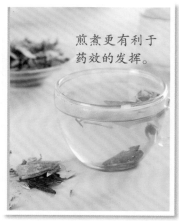
煎煮更有利于药效的发挥。

2. 郁金茵陈汤

取郁金 15 克,茵陈 25 克。将郁金和茵陈用纱布包裹,随菜做汤,最后取药汤即可。本法适用于肝胆气滞、湿热内阻型的胆囊炎、胆结石患者。

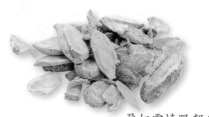
孕妇需慎服郁金。

3. 金钱利胆粥

取金钱草、大米各 100 克。先将金钱草煎水,去渣取汁。然后,在药汁中放入大米煮粥即可。本法适用于脾虚湿热型的胆囊炎、胆结石患者。

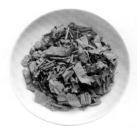
金钱草

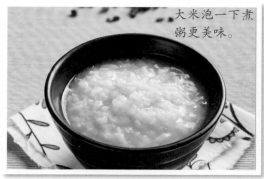
大米泡一下煮粥更美味。

常按肝经、胆经及背腧穴

治疗原则：疏肝利胆、化湿消炎

用手指指腹依次按摩日月穴、胆俞穴、肝俞穴、阳陵泉穴、支沟穴、胆囊穴、阿是穴，每次任选 3~5 个穴位，每个穴位按摩 3~5 分钟，力度可适当加大。此方法适合任何类型的胆囊炎患者。

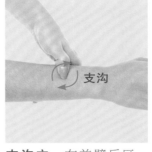

支沟穴：在前臂后区，腕背侧远端横纹上 3 寸，尺骨与桡骨间隙中点。

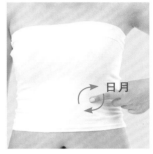

日月穴：在胸部，第 7 肋间隙，前正中线旁开 4 寸。

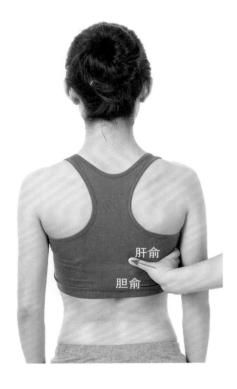

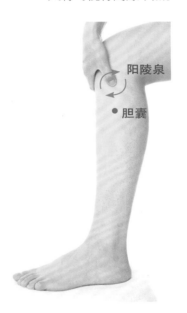

肝俞穴：在脊柱区，第 9 胸椎棘突下，后正中线旁开 1.5 寸。

胆俞穴：在脊柱区，第 10 胸椎棘突下，后正中线旁开 1.5 寸。

阳陵泉穴：在小腿外侧，腓骨头前下方凹陷处。

胆囊穴：在小腿外侧，腓骨小头直下 2 寸。

随时随地按耳穴

找到耳部的肝、胆、三焦、交感、神门等反射区，只要有空就可以用手指指腹轻轻按压这些部位。也可以贴敷王不留行籽，用胶布固定，每天换 1 次。

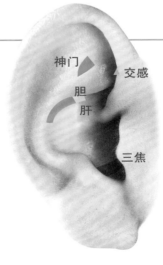

肝硬化 按摩、食疗防肝郁

虚实夹杂

肝功能异常，胸胁部较长时间不适感，或闷胀或隐痛，以右胁为主；舌苔多暗，有瘀斑、瘀点，脉弦涩

跟脂肪肝一样，肝硬化也属于中医的"胁痛""积聚""痞块"等范畴。情志不畅，或饮食不节，或病虫性感染，或肝炎黄疸未能根治等原因都会损伤到肝脾，使得肝失疏泄、脾不健运，就会造成气滞血瘀。时间长了，还会累及肾脏，使得肾脏亏虚。

如果肾阳既不能气化膀胱，又不能温助脾阳，就会导致水湿内停，发生肿胀。

按照病重程度，肝硬化分为轻、中、重三期。这里可以教大家一个触诊的方法：用手摸你的腹部，如果触感像是摸嘴唇，说明是轻度肝硬化；如果触感像是摸鼻头，说明是中度肝硬化；如果触感像是摸额头，则说明已是重度肝硬化。当然，最终的诊断还需要去医院做 B 超。

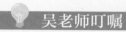

> **吴老师叮嘱**
>
> 在肝硬化轻度、中度期，进行自我保健的效果最好。因此，一定要及早检查、确诊并治疗。

食疗 3 款疏肝化瘀的食谱

总的原则：要清淡，不要过咸、过辣、过辛。容易出血的患者，要多吃蛋白质、维生素含量高的食物，戒酒、戒烟。

1. 桃仁鳖甲汤

取桃仁、鳖甲各 15 克。将桃仁和鳖甲洗净，放入鸡汤或鱼汤或排骨汤中煎煮即可。桃仁、鳖甲都具有祛瘀血、化瘀斑的作用。

2. 红豆冬瓜瘦肉粥

红豆、冬瓜、瘦肉、大米各 50 克，将上述材料洗净后，红豆浸泡 6 个小时，冬瓜去皮、切块，瘦肉切薄片，备用。锅中放入适量水烧开，倒入红豆、大米煮熟后，放冬瓜和瘦肉片，熟后加盐调味即可。

3. 海藻茯苓鲫鱼汤

取海藻 10 克，茯苓 15 克，鲫鱼 1 条。将鲫鱼用油轻煎至两面呈微微金黄色，然后与茯苓一起放进汤锅里，倒进适量清水，煮至八成熟时，放入海藻。煮熟后，放盐调味即可。

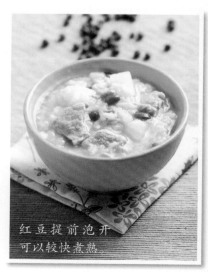

红豆提前泡开可以较快煮熟

按摩

常按肝经、胆经穴位及背腧穴

治疗原则：疏肝解郁、活血化瘀

除拇指外，其余四指并拢，用手指指腹按摩胸胁部，手法要轻柔，时间5~10分钟。肝硬化的患者，进行按摩保健的时候，一定要长期坚持，不少于3个月，效果才会好。

用手指指腹依次按摩肝俞穴、膈俞穴、脾俞穴、期门穴、血海穴、太冲穴等，每次任选两三个穴位，每个穴位按摩5~10分钟，每天1次。

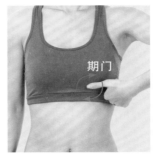

期门穴：在胸部，第6肋间隙，前正中线旁开4寸。

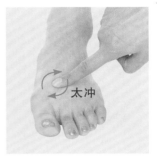

太冲穴：在足背，第1、第2跖骨间，跖骨底结合部前方凹陷中，或触及动脉搏动处。

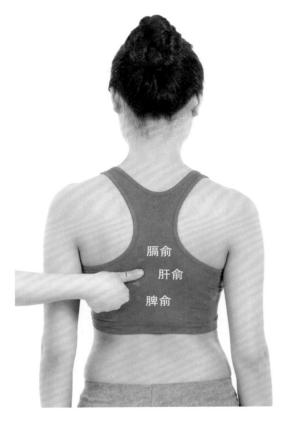

膈俞穴：在脊柱区，第7胸椎棘突下，后正中线旁开1.5寸。

肝俞穴：在脊柱区，第9胸椎棘突下，后正中线旁开1.5寸。

脾俞穴：在脊柱区，第11胸椎棘突下，后正中线旁开1.5寸。

血海穴：在股前区，髌骨内上缘上2寸，股四头肌内侧头的隆起处。

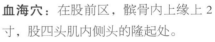
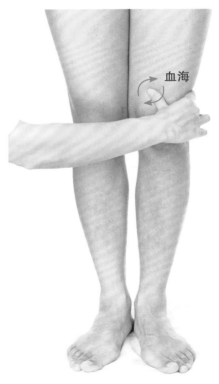

视物模糊 泻肝火、补肝血

辨证治病

实证	虚证
肝火上炎	肝血不足
两眼偏红,目眶偏红,眼中分泌物较多,目眵偏多,口干口苦,脉弦数	两眼干涩,不能久视,角膜干燥沙化(即表面不平整),舌质红、偏干

《黄帝内经》中说"肝开窍于目",肝血和肝气是眼睛明亮有神的物质基础。正是有了肝所提供的血液和津液的滋养,才使眼睛具有了视物、辨别物体和色彩的功能。《素问·五脏生成》说"肝受血而能视",眼睛若长时间得不到休息,过度疲劳,就会大量消耗肝血。

近视,跟肝肾不足有关。中医认为,肝开窍于目,肝血充足,双眼就有神。反过来,久视伤肝,如果你总是过度地用眼,如长时间盯着电脑屏幕,近距离地看书,在昏暗灯光下学习等,都会损伤肝血,使得双眼失去肝血的滋养,就会导致近视,这也是青少年时期最易近视的原因。处于8~14岁的青少年,由于身体各器官发育不完善,也就是肝肾不足,很容易发生近视。

吴老师叮嘱

不良的用眼习惯会加速眼睛的损伤,更容易造成近视。

妙招

用枸杞子、菊花自制滴眼液

取适量的枸杞子、菊花,用沸水冲泡,等茶水冷却后,用棉签蘸茶水后,当滴眼液滴入眼中。每天滴几次,枸杞子能够滋阴养血,菊花可以清肝明目,对保护视力有很好的效果,尤其适合实证的近视患者。

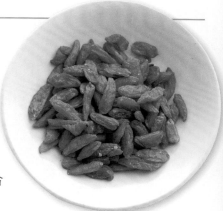

菊花

掉色的枸杞子是染色的。

转眼珠提高视力

两目向前平视,坚持几分钟后,运转眼珠,逆时针方向转30圈,顺时针方向转30圈。也可以闭着眼睛旋转。同时,还应养成良好的用眼习惯,才不至于让视力继续减退。此方法适合任何类型的近视患者。

食疗

3款养肝明目食谱

1. 枸杞芝麻菊花糊

按照2：2：1的比例，分别取适量的枸杞子、黑芝麻、菊花，将这些材料碾碎成末，直接用沸水冲泡，代茶饮。或者锅中加水，大火烧开后，加入粉末，略熬3~5分钟，代茶饮。本法适用于肝肾不足型的近视者。

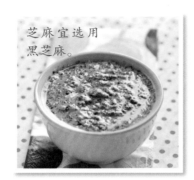

芝麻宜选用黑芝麻。

后，用小火烘干，研末。将三者混合后，用沸水冲泡，即可服用。也可将其调成糊状后，夹在面包片或馒头片中食用。本法适用于肝肾亏虚、目失所养者。

3. 桂圆菊花粥

取菊花15克，桂圆80克，大米100克。用纱布将菊花包好，锅中加水，放入纱布包、桂圆和大米，一起熬煮成粥。本法适用于脾肾两虚型的近视者。

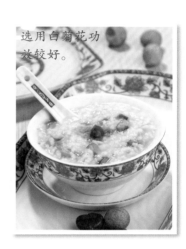

选用白菊花功效较好。

2. 羊肝枸杞红枣糊

取适量的枸杞子粉和红枣粉，备用。将500克羊肝洗净

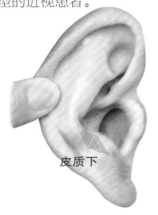

红枣不宜与虾等海鲜同食。

贴敷

找相应的耳穴做贴敷

选取耳部的肝、肾、脾、皮质下等反射区，用王不留行籽，分别用胶布固定在这些部位上，每次贴一只耳朵。3天后，换另一侧耳朵。此法适合任何类型的近视患者。

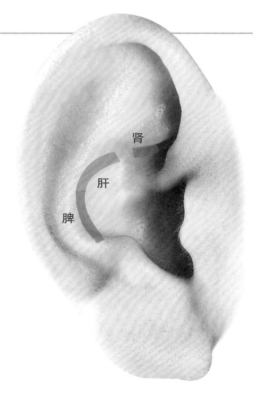

皮质下

肾

肝

脾

按摩 常按眼周穴位、肝经、胆经及背腧穴

治疗原则：养肝明目

选取眼周的穴位，如睛明穴、攒竹穴、阳白穴、四白穴及瞳子髎穴，以自我按摩为主，轻轻按揉或点按，绕眼周的穴位可以用食指的中节平抹，每个穴位按摩3~5分钟。眼周的穴位可以不拘于时间、地点，每天按摩两三次。此方法适合任何类型的近视患者。

选取远道的穴位，如合谷穴、养老穴、足三里穴、光明穴、太溪穴、太冲穴、肝俞穴、风池穴等，每个穴位按摩3~5分钟。实证的患者，按压力要大，每天按摩1次。虚证的患者，力度要轻柔，隔天按摩1次。

先天性或遗传性的近视患者，在前面穴位的基础上，加按脾俞穴、肾俞穴，手法要轻柔。

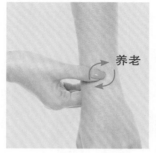

养老穴： 在前臂后区，腕背横纹上1寸，尺骨头桡侧凹陷中。

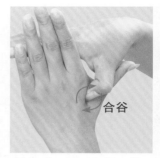

合谷穴： 在手背，第2掌骨桡侧的中点处。

风池穴： 在颈后区，枕骨之下，胸锁乳突肌上端与斜方肌上端之间的凹陷中。

脾俞穴： 在脊柱区，第11胸椎棘突下，后正中线旁开1.5寸。

肝俞穴： 在脊柱区，第9胸椎棘突下，后正中线旁开1.5寸。

肾俞穴： 在脊柱区，第2腰椎棘突下，后正中线旁开1.5寸。

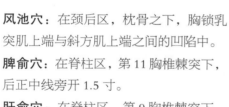

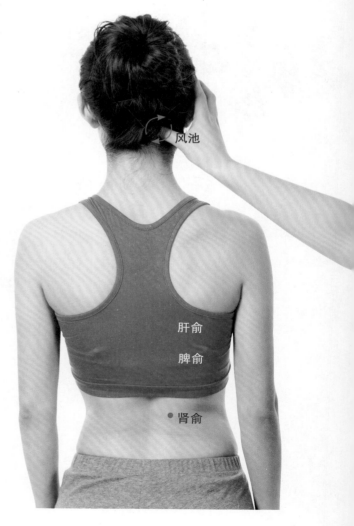

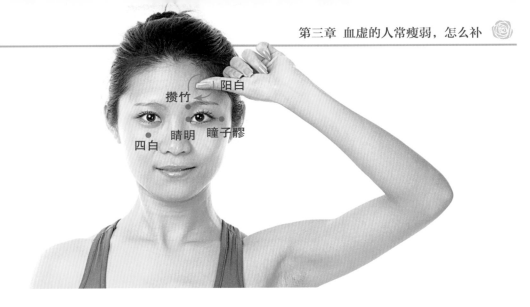

阳白穴：在头部，眉上 1 寸，瞳孔直上。

瞳子髎穴：在面部，目外眦外侧 0.5 寸凹陷中。

睛明穴：在面部，目内眦内上方眶内侧壁凹陷中。

攒竹穴：在面部，眉头凹陷中，额切迹处。

四白穴：在面部，眶下孔处。

足三里穴：在小腿前外侧，犊鼻穴下 3 寸，犊鼻穴与解溪穴连线上。

太溪穴：在踝区，内踝尖与跟腱之间的凹陷中。

光明穴：在小腿外侧，外踝尖上 5 寸，腓骨前缘。

太冲穴：在足背，第 1、第 2 跖骨间，跖骨底结合部前方凹陷中，或触及动脉搏动处。

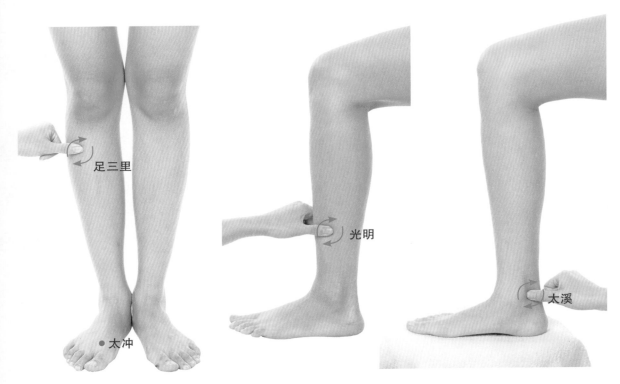

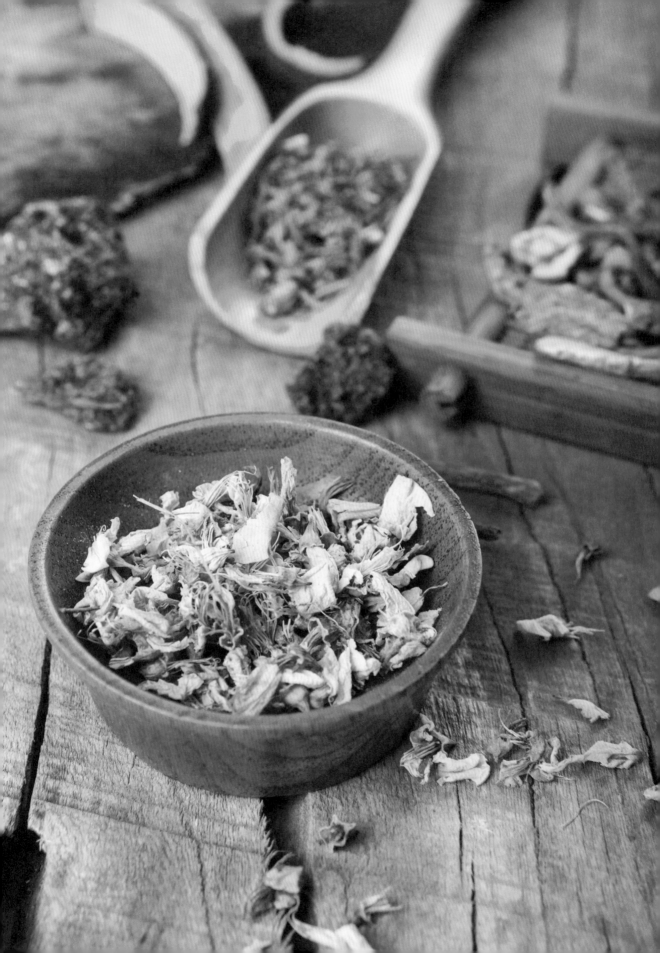

第四章

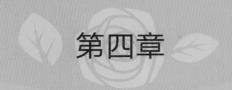

中老年人气血虚弱，
怎么补

　　当人进入中老年的时候，为什么会普遍出现记忆减退、健忘的情况呢？古人曾指出："高年无记性者，脑髓渐空也。"老人出现记忆减退，是由于记忆功能的物质基础——脑髓不足。中医认为，五脏虚损是衰老的基本特点，其中与肝、脾、肾三脏关系最为密切。肾虚为根本，肝衰为先导，脾虚是诱发疾病的基础。因此，中老年人特别要注重保养肝、脾、肾。

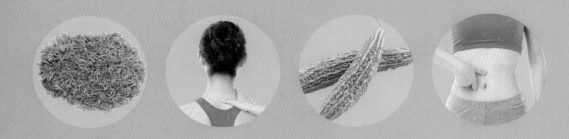

中老年人气血不足十有八九

肝衰为先导

《黄帝内经》记载："五十岁，肝气始衰，肝叶始薄，胆汁始减，目始不明。"说明肝最先衰老。另外，当人们自觉衰老来临，多是从"目始不明"及体力下降（"筋不能动"）开始的，因为肝主筋，开窍于目。

脾虚为表现

脾胃为后天之本。步入老年后，脾胃虚弱，消化吸收水谷精微的能力不足，是衰老的重要原因。另外，脾主肌肉，老年人还极易出现肌肉萎缩，所以中老年人需要进行适当的运动，强身健体。

肾虚为根本

肾为先天之本，肾中精气是构成人体的基本物质。肾气渐虚时，不能充养髓海，就会导致大脑思维迟钝、言语多误、健忘，甚至痴呆，对疾病的反应能力差。

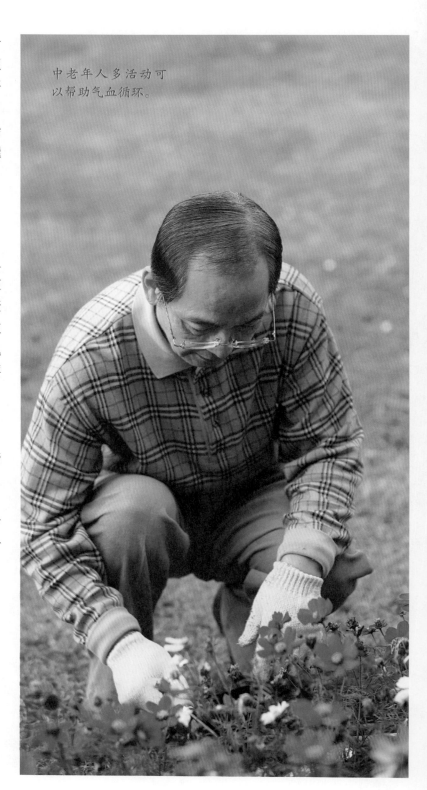

中老年人多活动可以帮助气血循环。

高脂血症 脾、肾气足血流通畅

辨证治病

痰浊化热	痰浊淤滞	脾肾两虚
腹部胀满、呕恶、肢体困倦、眼睑有黄色斑、尿黄、舌苔黄腻、脉滑数	腹胀，咳嗽有痰，肢体困倦，水肿尿少，大便偏溏，舌苔白腻、舌体胖，脉滑	面色萎黄、瘦弱、体倦乏力、腰酸腿软、腹胀、耳鸣眼花、尿少水肿、舌质红苔薄白、脉沉细

高脂血症，顾名思义，就是血液当中的脂肪过高，即血液中的胆固醇、甘油三酯过高。中医上将"高脂血症"的名称，一般归入"胸痹""血瘀""痰湿"等范畴。血脂是如何升高的呢？

当人逐渐步入老年的时候，五脏的功能都会出现衰退。以肾为主，肾主水液，全身的血液都要靠肾气来推动，肾气一旦衰减，血液运行就会变得缓慢，变慢后就易沉淀各种垃圾物质，当然就包括胆固醇和甘油三酯。其次，脾主运化，脾气弱了，吃进来的肥腻食物就得不到及时消化，不能转化精微以营养全身，反而变生脂浊，混入血中，引起血脂升高。再者，肝主疏泄，如疏泄失常的话，也会造成脂肪的代谢不利，从而引起血脂升高。

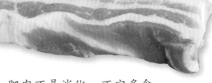

肥肉不易消化，不宜多食。

还有些老年人喜静少动，经常不是坐着就是躺着，这样很容易造成气机不畅。气滞了，转化、代谢脂肪的推动力就弱了，于是生多用少，沉积体内，浸入血中，血脂就升高了。

所以，中老年人要从调理肝、脾、肾入手，调畅气机，才能防治高脂血症。因为本病不仅会造成肥胖、动脉硬化、脂质瘀积、冠心病等症；血黏度高，血液运行不畅、迟缓，严重的还会造成血栓、梗阻性疾病。

吴老师叮嘱

肉食、蛋及乳制品类食物（特别是蛋黄和动物内脏）中的胆固醇和饱和脂肪酸含量较多，应限量进食。

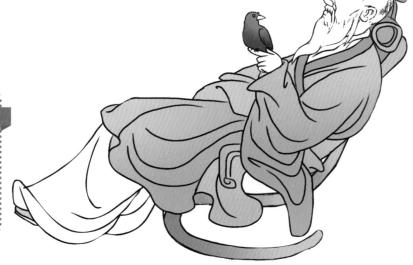

老年人除了注意饮食外，也要保持良好的心境。

降脂通络食疗方

1. 醋蒜

取老陈醋 500 克，大蒜 3 头。将大蒜去掉外皮，放入老陈醋中浸泡两三周，每天吃 1 瓣，有明显降血脂的效果。本法适用于偏湿热夹瘀的高脂血症者。

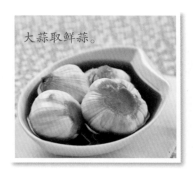

大蒜取鲜蒜。

2. 玉米山楂粥

按照 4:1 的比例，各取适量的玉米楂和山楂。锅中加水，大火烧开后，放入玉米楂和山楂，转小火，熬至粥熟。本法适用于脾虚痰湿型的高脂血症者。

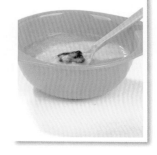

可加适量红糖。

3. 凉拌海带洋葱

取适量的海带和洋葱，洗净、切好。锅中加水，烧开后，将海带在水里冲兑两三遍。最后，用盐、香油、小葱等调味即可。本法适用于肝郁气滞型的高脂血症者。

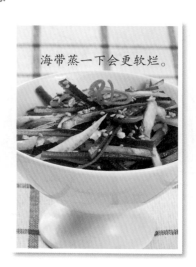

海带蒸一下会更软烂。

4. 何首乌茯苓三七羹

按照 15:15:1 的比例，各取适量的茯苓粉、何首乌粉和三七粉。锅中加水，水开后，放入上述材料，转小火熬煮 2~3 分钟即可。本法适用于气虚血瘀型的高脂血症者。

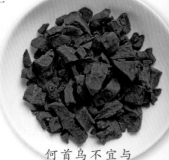

何首乌不宜与猪肉同食。

5. 芦笋鸡丝汤

鸡胸肉洗净切丝，加盐、蛋清、淀粉拌匀；芦笋焯一下，沥水，切段。将鸡丝入沸水中拨散、煮熟，再放入芦笋煮沸，然后加盐烧开即可。每次适量食用。芦笋中的膳食纤维可将肠道中的多余胆固醇、脂肪以及不易被人体吸收的物质排出体外，从而降低胆固醇含量，保护心血管。

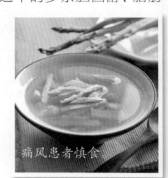

痛风患者慎食

6. 青椒炒肉

青椒洗净掰小块，猪瘦肉洗净切片，加淀粉和生抽搅匀。锅中倒油烧热，下肉片，炒至发白，倒入葱丝、姜丝和蒜片炒香，下青椒，加入生抽和盐，炒至青椒变软即可。青椒含有的辣椒素，能促进脂肪新陈代谢，防止体内脂肪沉积，从而达到降脂减肥的目的。

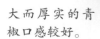

大而厚实的青椒口感较好。

按摩 常按脾经、肾经上的穴位能降脂

治疗原则：化痰涤浊、降脂通络

选取百会穴、风池穴、内关穴、中脘穴、下脘穴、足三里穴、丰隆穴、三阴交穴等，每次任选3~5个穴位，每个穴位按摩3~5分钟。此方法适合任何类型的高脂血症患者。

偏于水肿的患者，加按阳陵泉穴、商丘穴；痰浊化热的患者，加按大椎穴；痰浊淤滞的患者加按膈俞穴。力度可适当加重，每个穴位按摩3~5分钟。

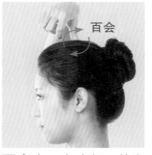

百会穴：在头部，前发际正中直上5寸。

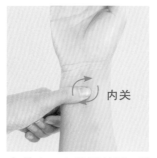

内关穴：在前臂前区，腕掌侧远端横纹上2寸，掌长肌腱与桡侧腕屈肌腱之间。

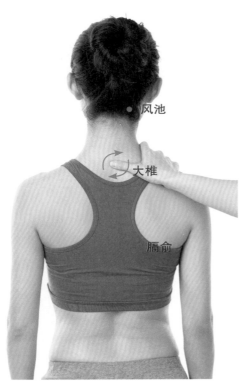

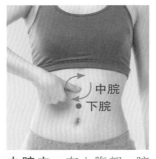

中脘穴：在上腹部，脐中上4寸，前正中线上。

下脘穴：在上腹部，脐中上2寸，前正中线上。

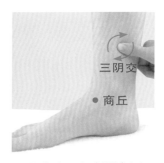

三阴交穴：在小腿内侧，内踝尖上3寸，胫骨内侧缘后际。

商丘穴：在踝区，内踝前下方，舟骨粗隆与内踝尖连线中点凹陷中。

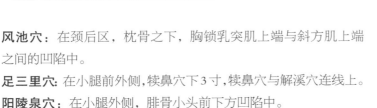

风池穴：在颈后区，枕骨之下，胸锁乳突肌上端与斜方肌上端之间的凹陷中。

足三里穴：在小腿前外侧，犊鼻穴下3寸，犊鼻穴与解溪穴连线上。

阳陵泉穴：在小腿外侧，腓骨小头前下方凹陷中。

丰隆穴：在小腿外侧，外踝尖上8寸，胫骨前肌的外缘2横指处。

膈俞穴：在脊柱区，第7胸椎棘突下，后正中线旁开1.5寸。

大椎穴：在脊柱区，第7颈椎棘突下凹陷中，后正中线上。

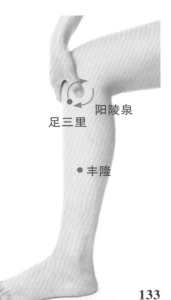

按压耳穴，持续减脂

选取耳部的脾、大肠、小肠、交感等反射区，时间不限，随时随地都可以按摩。长期坚持，能够有效地分解体内的脂质。此法适合任何类型的高脂血症患者。

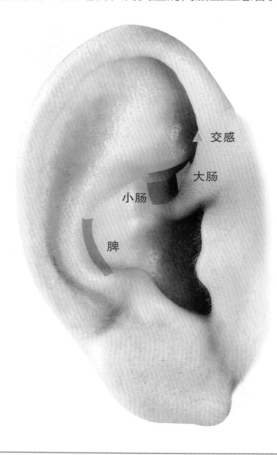

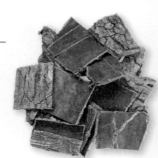

杜仲以皮厚而大，糙皮刮净后折断时白丝多者为佳。

茶饮 **杜仲苦丁茶、决明山楂茶调血脂**

1. 杜仲苦丁茶

取杜仲和苦丁各 3 克，用沸水冲泡，代茶饮。本法适用于肾虚风热型的高脂血症者。

2. 决明山楂饮

按照 1:2 的比例各取适量的决明子和山楂，用沸水冲泡，代茶饮。本法适用于一般性的血脂偏高者。

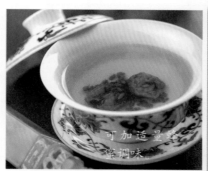

可加适量蜂蜜调味。

尿多者不宜食用决明子。

高血压 气机通畅血压自降

辨证治病

肝气淤滞	痰浊阻滞	肝肾亏虚
头晕、目花、耳鸣、肌肉跳动手抖、唇舌肢体麻木、舌尖红、苔薄、脉弦	目眩、头胀痛、面红、目赤、口干苦、咯痰稠黏、尿黄、体质多偏肥胖、舌苔黄腻、舌尖红、脉弦滑	头昏且晕、面色㿠白、畏寒、肢冷、下肢酸软、夜尿频数、阳痿、滑精，或虚烦、口干、颧红、舌质光而淡红、脉沉细

高血压，中医称之为眩晕。《黄帝内经》记载："诸风掉眩，皆属于肝""肾虚则头重高摇，髓海不足，则脑转耳鸣"。所以说，高血压的眩晕与肝肾有关。

人到老年后，肾气会自然衰减，气虚无力推动血行，瘀血内生，就会导致血压升高。另外，一些高脂肪的食物，不仅会使人变胖和血脂增高，而且大量的脂肪还会压迫血管或堆积于血管中，使得血管变窄，进而引起血管堵塞、硬化，血栓就会形成，极易导致血压升高。

人体内的气机不畅时，也会导致高血压。大家知道，肝是主疏泄的，一旦这个功能下降了，就会引起气滞血瘀，血液就极易阻滞于血管中，久而久之，就会引起血栓，进而致使血压升高。因此，应尽量避免生气、紧张等不良情绪，以免影响肝的疏泄功能。

在临床治疗上，高血压分1期、2期、3期。1期的保健治疗效果是最好的，因此，一定要及早诊病并进行保健。到了2期、3期，保健治疗的效果就会有所下降。

> **吴老师叮嘱**
>
> 高血压患者要保持适宜的体重，加强体育锻炼，注意饮食清淡。

 压压耳穴巧降压

用手指指腹依次按摩耳部肝、脾、肾、心、神门、皮质下、交感等反射区，时间不限，随时随地都可以按摩。此方法适合任何类型的高血压患者。

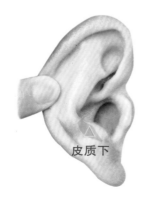

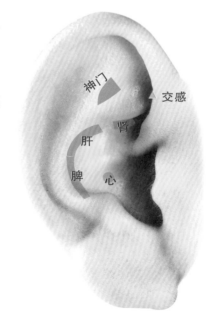

食疗 能降压的桑葚枸杞猪肝粥

取桑葚、枸杞子各 12 克,猪肝 50 克,大米 100 克,盐适量。桑葚、枸杞子洗净,去杂质;猪肝洗净,切成薄片;大米淘洗干净。把大米放入锅中,加清水适量,大火烧开,再加入桑葚、枸杞子和猪肝、盐,煮粥即成。可在粥里加入少许姜丝,这样可以去除猪肝的腥味。每天 1 次,早餐食用,能够补肝肾、降血压。

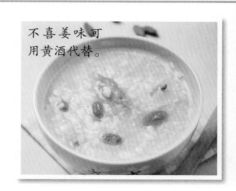

不喜姜味可用黄酒代替。

好的枸杞子肉质饱满有光泽。

3 款菊花茶降血压

1. 菊花决明茶

取菊花 3 克、决明子 5 克,用沸水冲泡,代茶饮。将决明子捣碎后,再冲泡,效果会更好。此茶最适合春、夏、秋三季饮用。本法适用于风热上扰出现头晕、眼花的高血压患者。

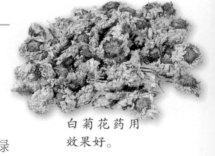

白菊花药用效果好。

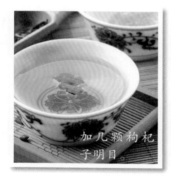

加几颗枸杞子明目。

2. 荷叶菊花茶

取荷叶、菊花各 3 克,用沸水冲泡,代茶饮。最好取新鲜的荷叶,洗净后,切成碎片。舌质偏红的患者,还可以加莲子心 5 枚,泡服。每天至少喝 5 次,能够平稳地降血压。本法适用于湿热内壅型的高血压患者。

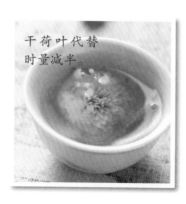

干荷叶代替时量减半。

3. 绿豆菊花茶

取菊花 5 克,绿豆 20 克,柠檬 10 克。锅中加水 200 毫升,大火烧开后,放入菊花和绿豆,转小火直至绿豆熟软,食用前放入柠檬即可。本法适用于风热上扰、夹有湿热的高血压患者。

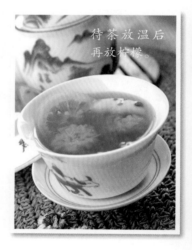

待茶放温后再放柠檬。

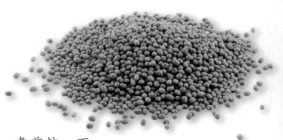

煮前炒一下绿豆更易熟。

按摩降压效果好

按摩

治疗原则：舒经降压

选取风池穴、风府穴、大椎穴、曲池穴、内关穴、合谷穴、太冲穴等，每次任选三四个穴位，每个穴位按摩 5~10 分钟，每天一两次。此方法适合任何类型的高血压患者。

肝气郁滞的患者，在前面穴位的基础上，加按行间穴、肝俞穴；痰浊阻滞的患者，加按下脘穴、丰隆穴。力度可以适当加重，每个穴位按摩 3~5 分钟，每天一两次。

肝肾亏虚的患者，在前面穴位的基础上，加按太溪穴、照海穴、肾俞穴、志室穴，手法要轻柔，每天按摩 1 次。

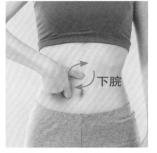

下脘穴：在上腹部，脐中上 2 寸，前正中线上。

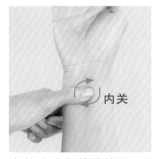

内关穴：在前臂前区，腕掌侧远端横纹上 2 寸，掌长肌腱与桡侧腕屈肌腱之间。

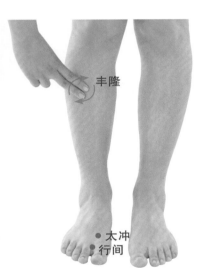

丰隆穴：在小腿外侧，外踝尖上 8 寸，胫骨前肌的外缘。

太冲穴：在足背，第 1、第 2 跖骨间，跖骨底结合部前方凹陷中，或触及动脉搏动处。

行间穴：在足背，第 1、第 2 趾间，趾蹼缘后方赤白肉际处。

太溪穴：在踝区，内踝尖与跟腱之间的凹陷中。

照海穴：在踝区，内踝下缘边际凹陷中。

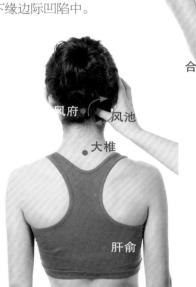

合谷穴：在手背，第 2 掌骨桡侧的中点处。

曲池穴：在肘区，尺泽穴与肱骨外上髁连线的中点处。

大椎穴：在脊柱区，第 7 颈椎棘突下凹陷中，后正中线上。

风池穴：在颈后区，枕骨之下，胸锁乳突肌上端与斜方肌上端之间的凹陷中。

风府穴：在颈后区，枕外隆突直下，两侧斜方肌之间凹陷中。

肝俞穴：在脊柱区，第 9 胸椎棘突下，后正中线旁开 1.5 寸。

肾俞穴：在脊柱区，第 2 腰椎棘突下，后正中线旁开 1.5 寸。

冠心病 活血除痰心安稳

辨证治病

心火旺盛	肝肾阴虚	脾虚血虚
心火炽热、心神被扰，所以导致烦热不安、夜寐不眠。心火循经上炎则口渴思饮、舌烂生疮、面红目赤。心移热于小肠则尿黄而少、小便灼热刺痛等	多见平素肝肾不足、真阴亏耗，或热病后期阴伤未复者，阴血不足，血不能养心宁神则出现心悸、失眠、多梦、健忘等；阴虚内热则见盗汗、虚烦、手足心热、口干咽燥、舌尖红、少苔	见于久病体虚、脾运不健或亡血失血之人。心血不足、心失所养，故心悸不宁，甚至怔忡。血不养心、神不守舍，故失眠多梦。血虚不能上荣清窍，故头晕、健忘、面色淡白无华、唇舌色淡。血虚不能充实血脉，荣养四肢肌肉，故四肢无力、指甲苍白

　　中医上，冠心病属于"心痛"的范畴。由于年老体衰，脏腑功能出现虚损、脾肾阳虚、心气不足、脾失温煦，导致气滞血瘀、痰浊内生，进而使得心脉痹阻而致病。另外，肝气郁滞、气机不畅，也会导致心脉瘀阻，引发冠心病。

　　冠心病患者，虽然病位在心，但会直接波及全身的功能，如引发高脂血症、高血压等。所以，对冠心病的预防和保健显得尤为重要。平时，中老年人要多运动，促进血液循环，让体内的气机随时保持畅达。同时，保持乐观、愉快的心情，情志舒畅了，才不至于肝气郁结。

> ### 💡 吴老师叮嘱
>
> 　　冠心病应注意限制食盐的摄入，要保证每日以 6 克以下为宜。

刮痧 这样刮痧，预防发病

　　先用单角刮法从上向下刮拭膻中穴 10~15 次，再用面刮法从上向下刮拭上肢心包经双侧郄门穴至间使穴、内关穴，直至手臂微微发热即可。可疏通心脏气血，改善心脏不适，有效预防冠心病发作。

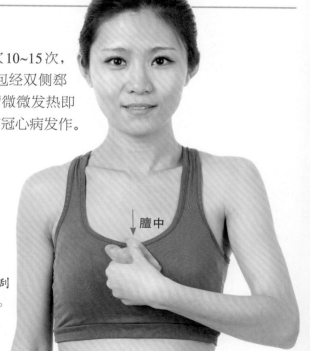

↓膻中

从上到下刮
拭10~15次。

食疗 活血稳心食疗方

1. 桃红饮

取桃仁5粒，红花1小撮，用沸水冲泡，代茶饮。本法适用于瘀血阻滞型冠心病患者。

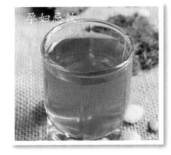

孕妇忌饮。

2. 山楂红花粥

按照1:5的比例，取适量的山楂和红花，洗净，备用。锅中加水，大火烧开，将红花和山楂放入锅中，再加100克大米，煮成粥即可。本法适用于痰瘀内阻型冠心病患者。

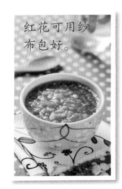

红花可用纱布包好。

红花以花色鲜艳者为佳。

3. 田七人参汤

在日常煲汤的时候，里面可以另外加田七10克、人参5克，与其他原料一起下锅即可。本法适用于气虚血瘀型冠心病患者。

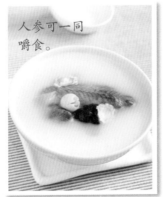

人参可一同嚼食。

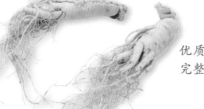

优质的人参参形完整、有光泽。

4. 丹红鸡

取丹参和红花各10克，土鸡1只。将土鸡中加盐、酱油等调料腌制，备用。锅中加适量的水，大火烧开，放入丹参和红花后，隔水蒸煮土鸡。本法适用于脾虚血瘀型冠心病患者。

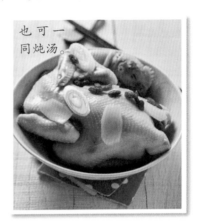

也可一同炖汤。

5. 清炒豌豆苗

将豌豆苗拣去杂质，洗净，沥干水分。锅内倒少许油，五成热时用葱丝、姜丝炝锅，倒入豌豆苗翻炒。加料酒、盐、香菜段，炒至豌豆苗断生即可。每次适量食用。豌豆苗中所含的膳食纤维可促进大肠蠕动，使体内胆固醇和甘油三酯随大便排出体外，从而达到降低血脂，预防冠心病的目的。

苗茎长白者为佳。

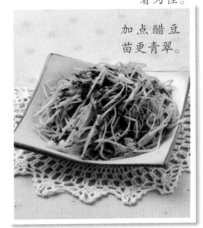

加点醋豆苗更青翠。

按摩 心经穴位治心病

治疗原则：宽胸宣痹、化痰理气

选取手部的穴位，如内关穴、神门穴、阴郄穴、曲池穴、曲泽穴等，每次任选一两个穴位，每个穴位按摩 3~5 分钟。此法适合任何类型的冠心病患者。

选取躯干部的穴位，如天池穴、膻中穴、巨阙穴、心俞穴、膈俞穴等，每次任选一两个穴位，每个穴位按摩 3~5 分钟。此法适合任何类型的冠心病患者。

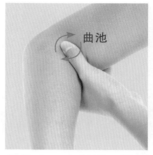

曲池穴：在肘区，尺泽穴与肱骨外上髁连线的中点处。

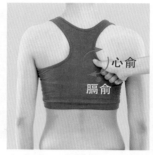

心俞穴：在脊柱区，第 5 胸椎棘突下，后正中线旁开 1.5 寸。

膈俞穴：在脊柱区，第 7 胸椎棘突下，后正中线旁开 1.5 寸。

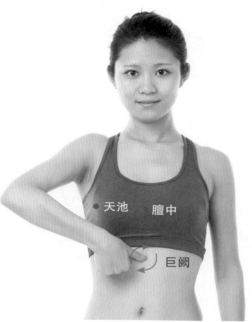

天池穴：在胸部，第 4 肋间隙，前正中线旁开 5 寸。

膻中穴：在胸部，横平第 4 肋间隙，前正中线上。

巨阙穴：在上腹部，脐中上 6 寸，前正中线上。

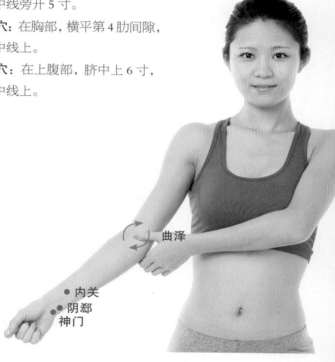

内关穴：在前臂前区，腕掌侧远端横纹上 2 寸，掌长肌腱与桡侧腕屈肌腱之间。

神门穴：在腕前区，腕掌侧远端横纹尺侧端，尺侧腕屈肌腱的桡侧凹陷处。

阴郄穴：在前臂前区，腕掌侧远端横纹上 0.5 寸，尺侧腕屈肌腱的桡侧缘。

曲泽穴：在肘前区，肘横纹上，肱二头肌腱的尺侧缘凹陷中。

搓搓耳穴心不慌

用手指指腹依次按摩耳部的心、神门、交感、皮质下、肝、胸等反射区，按摩时间和次数不限，随时随地都可进行。此法适合任何类型的冠心病患者。

糖尿病 补气让血糖更平稳

辨证治病

早期	中期	晚期
燥热炽盛	气阴两虚	阴阳两虚
多食、口渴多饮，甚则渴饮无度，咽干舌燥、形体消瘦、小便频数色黄。大便秘结或干燥，舌苔薄黄腻或黄燥，舌质红或带芒刺，脉滑数或弦滑	三多症状明显、倦怠乏力、心慌气短、头晕耳鸣、失眠多梦或心悸健忘、自汗盗汗、五心烦热、形体消瘦、唇红咽干、尿频色黄、大便干。舌苔薄白或少苔，舌质红少津，脉沉细或细数	三多症状迁延日久、形寒肢冷、面色黧黑、水肿、皮肤毛发干枯无华、头晕乏力、耳鸣耳聋、腰酸腿软、夜尿频数、大便稀溏。舌苔薄白、舌质淡胖、脉沉细无力

中医把糖尿病称为消渴病，表现出来的症状就是多饮、多食、多尿。根据身体部位的不同，这三个特点又叫上消、中消、下消。

上消是什么原因引起的呢？肺热伤津。口渴得厉害时，说明身体里已经缺水了。中医认为，水液是靠脾运送到肺，再由肺输布全身，滋润各个脏器的。当肺热的时候，就会灼伤津液，使得津液缺少，直接表现出来的症状就是口渴。糖尿病患者还伴有眼睛干涩、皮肤瘙痒等症，也都根源于此。

中消，也就是多食，这是由脾胃之气不足引起的，吃进来的水谷不能正常地化生精微物质，而是直接通过肠道排出去了。因此，一会儿就饿了，虽然吃得很多，但不会发胖。脾胃之气的不足，还表现在解糖能力下降了，而糖是许多疾病的培养剂，因此糖尿病还伴有很多其他症状。

下消，也就是多尿，根源在肾气不足。肾主水液，在肾气的温煦下，膀胱气化水液后，将浊物排出，也就是尿液。当肾气不足的时候，膀胱不足以气化，因此就一股脑儿全排出去了，因此小便就增多了。同时，身体排出的多了，自然会感到口渴，于是又会大量喝水，上消、下消是互相影响的。

> 💡 **吴老师叮嘱**
>
> 糖尿病患者每天应摄入足量的能量物质，以防发生低血糖，造成生命危险。

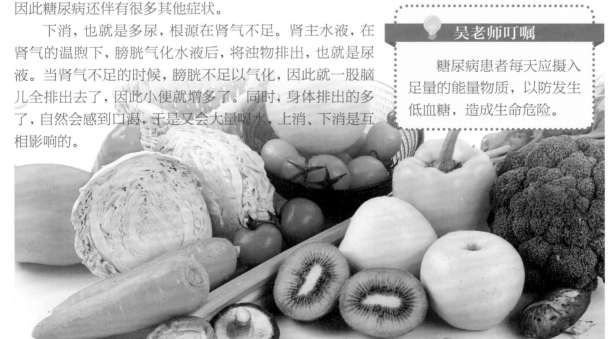

食疗

5 款降糖食谱

1. 冬瓜葛粉糊

取冬瓜 200 克，去皮、瓤及籽洗净，切片。锅中烧油，爆炒姜末、葱段、虾米，再倒入冬瓜一起爆炒片刻，放入适量的盐，倒入一碗水后盖锅盖烧透。在冬瓜汤中加葛根粉，小火熬煮 2~3 分钟即可。本法适用于脾虚失运，或夹有水肿的糖尿病患者及耐糖量受损者。

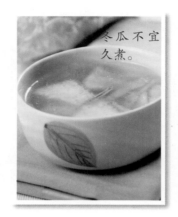

冬瓜不宜久煮。

2. 苦瓜蒸鸡

取苦瓜 1 个，土鸡 1 只。将土鸡洗净，用盐、生抽、蚝油、香油、料酒、胡椒粉等调料腌渍 5 分钟。然后，将苦瓜塞进鸡肚子里，隔水蒸煮，20 分钟后起锅即可。

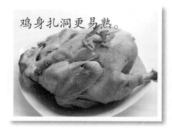

鸡身扎洞更易熟。

本法适用于脾虚湿热型的糖尿病患者及糖耐量受损者。

苦瓜果瘤越大瓜肉越厚。

3. 天花粉玉米须粥

取天花粉 50 克，玉米须 30 克，大米 100 克。将所有材料洗净，天花粉浸泡 2 小时，备用。锅中加水 500 毫升，大火烧开，放入天花粉和玉米须，转小火熬至 300 毫升后，

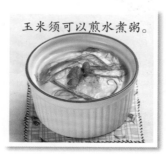

玉米须可以煎水煮粥。

加大米煮粥即可。本法适用于小便不利、脾气不足型的糖尿病患者及糖耐量受损者。

4. 醋熘白菜

白菜洗净，用手撕开，备用。在锅内倒入适量油，放入干辣椒、蒜末煸炒。出香味后放入白菜，炒至七成熟。倒入醋、盐，炒匀后出锅即可。白菜热量低，所含膳食纤维有利于肠道蠕动和废物的排出，可以延缓餐后血糖上升，是预防糖尿病和肥胖症的理想食品。

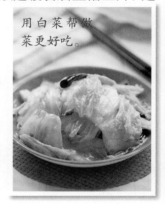

用白菜帮做菜更好吃。

5. 白灼芥蓝

芥蓝洗净、切段后放入开水中焯熟，摆盘。将香葱、姜、蒜切末。锅内放油，将葱末、姜末、蒜末倒入锅中爆香，再放入生抽调汁。将调味汁倒入芥蓝上即可。芥蓝中的膳食纤维进入胃肠后，吸水膨胀呈胶状，能延缓人体对食物中葡萄糖的吸收，降低胰岛素需求量，减轻胰岛细胞的负担，稳定餐后血糖。

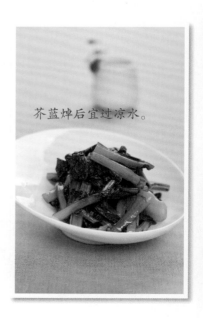

芥蓝焯后宜过凉水。

按摩 10 个降糖穴位

用手指指腹依次按摩胆俞穴、脾俞穴、肾俞穴、足三里穴、三阴交穴、阴陵泉穴，手法要轻柔，每个穴位按摩 3~5 分钟。此方法适合各个时期的糖尿病患者。

久病的患者，在前面穴位的基础上，加按血海穴、膈俞穴；偏胖的患者，加按丰隆穴、下脘穴。每个穴位按摩 3~5 分钟，每天 1 次。

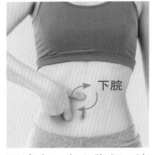

下脘穴：在上腹部，脐中上 2 寸，前正中线上。

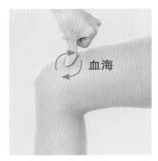

血海穴：在股前区，髌骨内上缘上 2 寸，股四头肌内侧头的隆起处。

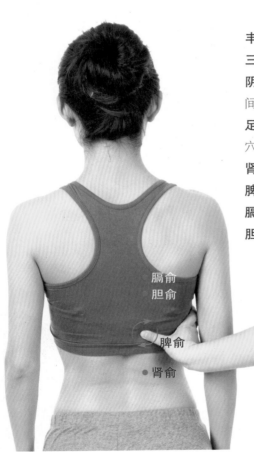

丰隆穴：在小腿外侧，外踝尖上 8 寸，胫骨前肌的外缘。

三阴交穴：在小腿内侧，内踝尖上 3 寸，胫骨内侧缘后际。

阴陵泉穴：在小腿内侧，胫骨内侧髁下缘与胫骨内侧缘之间的凹陷中。

足三里穴：在小腿前外侧，犊鼻穴下 3 寸，犊鼻穴与解溪穴连线上。

肾俞穴：在脊柱区，第 2 腰椎棘突下，后正中线旁开 1.5 寸。

脾俞穴：在脊柱区，第 11 胸椎棘突下，后正中线旁开 1.5 寸。

膈俞穴：在脊柱区，第 7 胸椎棘突下，后正中线旁开 1.5 寸。

胆俞穴：在脊柱区，第 9 胸椎棘突下，后正中线旁开 1.5 寸。

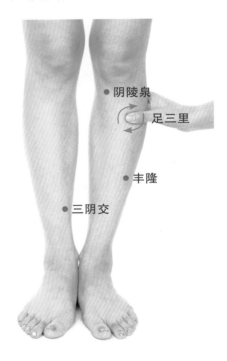

随时耳穴按摩，随时降血糖

用手指指腹依次按摩耳部的脾、肾、肺等反射区，时间和次数不限。只要方便，随时随地都可以进行按摩。此方法适合各个时期的糖尿病患者。

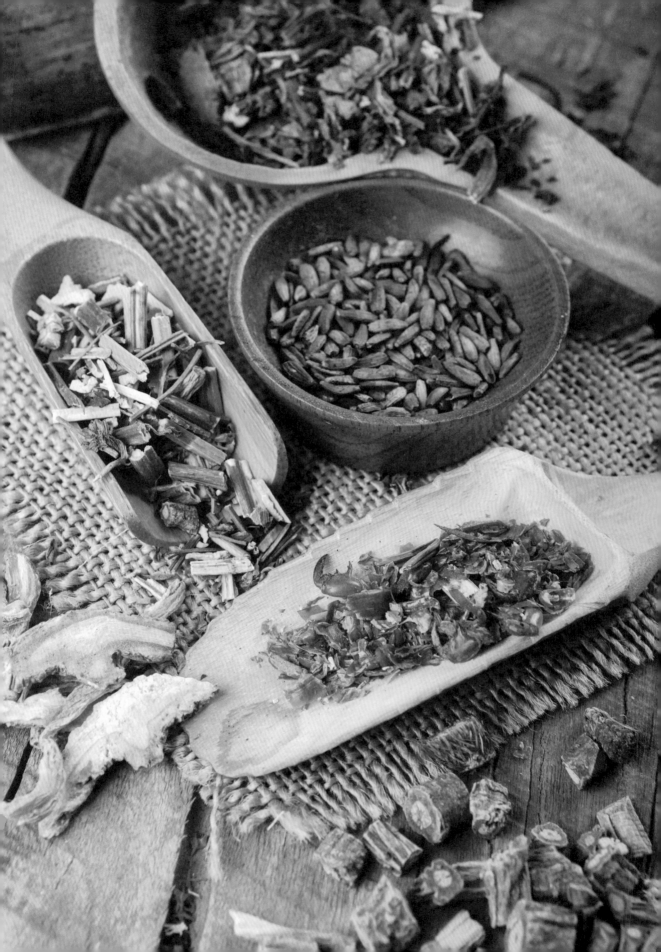

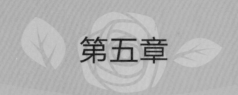

第五章

女人气血虚，
气色差老得快

伴随女人一生的经、孕、产、哺乳等不同生理过程，均与气血息息相关。气血充盈，则身体健康、肌肤润泽；气血亏虚，便如枯草一般，气不上盈、血不下达，气血循环淤滞，身体就会危机重重，肥胖、黄褐斑、皱纹、乳腺增生、痛经等困扰就会一一出现。因此，气血调养是女人一生都应该学习的课程。

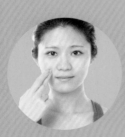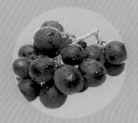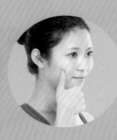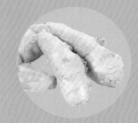

女人一生的气血状况

年龄		生理状态
一七	肾气盛, 齿更发长	女子到了6岁, 乳牙开始掉落, 逐渐长出恒牙; 原本的黄毛丫头开始长出一头乌发。到了7岁, 肾气开始推动生长发育, 即"齿更发长"
二七	天癸至, 任脉通, 太冲脉盛, 月事以时下, 故有子	任脉主血, 主胞胎, 主女子的生育。女子到14岁时, 由于任脉通畅、气血充足, 起于会阴的冲脉主气, 冲脉气带着任脉血而行, 第二性征发育。因此, 14岁时就会来月经 (有女孩还会更早), 乳房发育
三七	肾气平均, 故真牙生而长极	古人言"女子二十而嫁", 因为女子21岁的时候, 肾气平均;"真牙生而长极", 意思就是身体开始逐渐达到一个高峰状态
四七	筋骨坚, 发长极, 身体盛状	肾肝的功能达到了一个极点, 28岁时女子身体最健壮, 在生命状态的最高峰期, 最适合生育
五七	阳明脉衰, 面始焦, 发始堕	阳明脉就是胃经, 起于承泣穴, 经脸部循环。气血衰是由胃经而始生。35岁时血不能荣于面, 脸开始变得憔悴。同时容易长鱼尾纹和抬头纹, 显出老相。头发开始脱落
六七	三阳脉衰于上, 面皆焦, 发始白	少阳胆经衰, 两鬓就开始斑白; 阳明经衰, 前额头发开始变白。太阳、少阳、阳明三经衰, 42岁时面部开始出现憔悴现象, 头发也逐渐变白了, 记忆力也会随之变差
七七	任脉虚, 太冲脉少, 天癸竭	49岁时任脉的血开始减少, 同时, 太冲脉衰少, 阳气阴血虚了, 生育能力大不如前

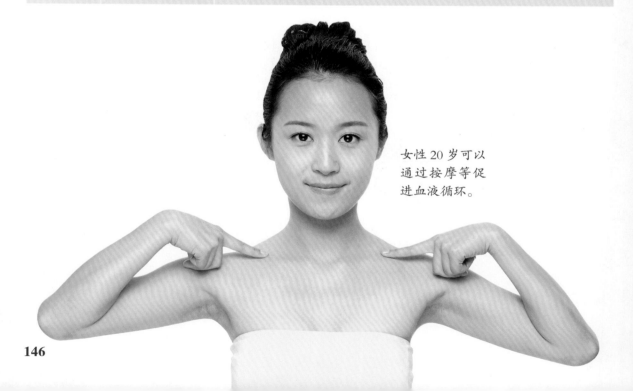

女性20岁可以通过按摩等促进血液循环。

肥胖 气血畅，脂肪消

辨证治病

胃肠积热	肝郁脾虚	痰瘀阻滞
肥胖、口干、口渴、腹部胀满、便秘、舌质偏红、舌苔黄腻、脉弦滑	肥胖，心情欠稳定，体重增减多与心情的波动有关，胸胁胀满、疲乏，大便溏稀，舌质略淡且有齿痕，脉沉细弦滑。还伴有月经不调、腹部常胀痛	肥胖，以腰腹最胖为显，身体呈梨形，下肢水肿，还伴有关节疼痛，舌质偏暗且有瘀斑、瘀点，舌苔厚腻，脉沉涩

肥胖，中医多认为是"痰浊内生"而成。脂肪，中医认为是"痰浊"的一部分。我们吃进来的食物，如果不能及时地转化成身体所需的精微物质，就会沉积下来，堆在皮下，日久就会变得肥胖。这些痰浊实际上就是垃圾而已，并不是优质的物质，它们不会在身体需要的时候出来帮忙，而只能成为身体的负担，需要及时清走才行。

正常的时候，我们吃进食物，在身体气机的推动下，经由脾胃转化为精微物质，并运送至身体各部位以滋养全身。但是，当肝郁气滞、脾失健运的时候，食物就不能完全转化，于是出现痰浊内生。

> **吴老师叮嘱**
>
> 除了在饮食上控制，还需要进行适量的体育锻炼，最好不要轻信减肥药广告，会损伤身体。

刮痧 腰背、胸腹、肩臂及大骶部减脂可刮痧

在腰背部、胸腹部、肩臂部及大骶部，最适合运用刮痧法减肥。刮拭手法为中重度，以长刮为主、短刮为辅，局部位置配合角刮法。每次每个部位刮拭 5~10 分钟，不同部位之间交替刮拭，隔天刮 1 次。减肥不可急于求成，要以身体舒适为度，不可一味追求出痧。此方法适合胃肠积热的患者。

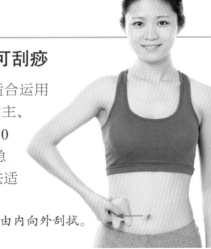

由内向外刮拭。

蒸浴 蒸浴减肥法

取干荷叶、泽泻各 50 克，苏木 20 克，红辣椒 2 根。用开水冲泡后，蒸浴身体，每次 20~30 分钟，直至浑身出汗。值得注意的是，蒸浴结束后，要慢慢站起，以防出现体位性的低血压而晕倒。最好身旁有家人帮助。此方法适合肝郁脾虚的患者。

食疗 调整饮食结构适当节食

在饮食上，并不提倡过度的节食。因为我们人体每天的工作和学习都需要大量的能量，过度节食的话，势必会伤身体，甚至会引起身体的功能失调，比如机体早衰、月经不调等。这时候，就需要大家科学地调整自己的饮食结构，尤其是要少吃淀粉类、脂肪类的食物，多吃果蔬。

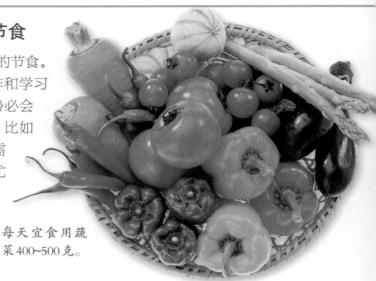

每天宜食用蔬菜400~500克。

3 款减肥茶

1. 决明子菊花茶
取决明子15克，菊花5克，用沸水冲泡，长期饮用，减肥功效明显。本法适用于肝火旺盛的肥胖者。

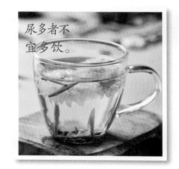

尿多者不宜多饮。

2. 荷叶何首乌茶
取荷叶、何首乌各10克，用沸水冲泡，长期饮用，不仅能够减肥，还有美容功效。本法适用于阴虚肠燥的肥胖者。

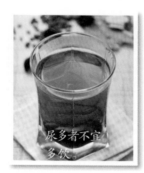

尿多者不宜多饮。

西红柿不宜空腹食用。

3. 西红柿山楂饮
按照5:1的比例，取适量的西红柿和山楂。将西红柿洗净去皮、切块；将山楂洗净、去核。将两者放在榨汁机中，加一碗水，一起榨汁。此饮中，西红柿可以美容，山楂可以降血脂。本法适用于食积不化的肥胖者。

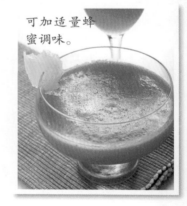

可加适量蜂蜜调味。

按摩 精油按摩瘦腿法

将适量按摩油滴于掌心，涂在大腿脂肪堆积处，双手由下向上以打圈或画螺旋纹的方式按摩腿部。可边按摩边用手揉捏赘肉，或将肉由下向上推，也可手做空心状拍打腿部。

针对肥胖部位重点按摩

依次按摩腹部、背腰部、上肢和下肢。腹部多采用摩腹的方法，重点按摩脾经、胃经和任脉的循行部位。背腰部多采用按揉法、点揉法，重点按摩膀胱经、督脉的循行部位；四肢多采用滚法、弹拨等方法，重点按摩手三阳经、足三阳经的循行位置。每个部位按摩20~30分钟。

胸腹部重点按摩的穴位有：膻中穴、上脘穴、中脘穴、下脘穴、建里穴、承满穴、天枢穴、大横穴、腹结穴、外陵穴、大巨穴、水道穴。

背腰部重点按摩的穴位有：肺俞穴、心俞穴、脾俞穴、胃俞穴、肝俞穴、胆俞穴、肾俞穴、大肠俞穴、小肠俞穴、膀胱俞穴、三焦俞穴、环跳穴、居髎穴、环中穴。

按摩上臂的时候，重点按摩肩髃穴、肩髎穴、臑俞穴、曲池穴，在穴位上多按压，也可以用一指禅的方法。

按摩下肢部位时，重点按摩伏兔穴、梁丘穴、髀关穴、殷门穴、箕门穴、上巨虚穴、下巨虚穴、丰隆穴、承山穴、承筋穴、飞扬穴、阴陵泉穴。

如果是兼有肝郁气滞的肥胖者，在前面穴位的基础上，加按太冲穴、阳陵泉穴；兼有脾湿痰瘀的肥胖者，加按阴陵泉、三阴交、商丘穴；兼有血瘀的肥胖者，加按膈俞穴、合谷穴、血海穴；兼有下肢水肿的肥胖者，加按水分穴；兼有便秘的肥胖者，加按腹结穴、大横穴、上巨虚穴、支沟穴；伴有月经不调的肥胖患者，加按中极穴、次髎穴等。

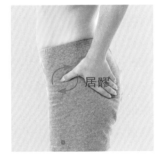

居髎穴：在臀区，髂前上棘与股骨大转子最凸点连线的中点处。

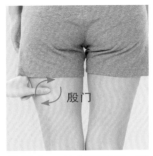

殷门穴：在大腿后面，承扶穴与委中穴的连线上，承扶穴下6寸。

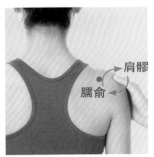

肩髎穴：在肩部，肩髃后方，当臂外展时，于肩峰后下方凹陷处。

臑俞穴：在肩部，腋后纹头直上，肩胛冈下缘凹陷中。

箕门穴：在大腿内侧，血海与冲门连线上，血海上6寸。

伏兔穴：在大腿前面，髂前上棘与髌底外侧端的连线上，髌底上6寸。

髀关穴：在大腿前面，髂前上棘与髌底外侧端的连线上，屈股时，平会阴，居缝匠肌外侧凹陷处。

梁丘穴：在大腿前面，髂前上棘与髌底外侧端的连线上，髌底上2寸。

下巨虚穴：在小腿前外侧，犊鼻下9寸，距胫骨前缘1横指（中指）。

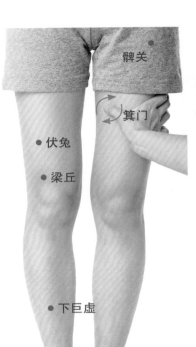

肩髃穴：在肩部，三角肌上，臂外展，或向前平伸时，肩峰前下方凹陷处。

膻中穴：在胸部，横平第 4 肋间隙，前正中线上。

上脘穴：在上腹部，脐中上 5 寸，前正中线上。

中脘穴：在上腹部，脐中上 4 寸，前正中线上。

下脘穴：在上腹部，脐中上 2 寸，前正中线上。

天枢穴：在腹部，横平脐中，前正中线旁开 2 寸。

大横穴：在腹部，脐中旁开 4 寸。

腹结穴：在下腹部，脐中下 1.3 寸，前正中线旁开 4 寸。

水道穴：在下腹部，脐中下 3 寸，前正中线旁开 2 寸。

脾俞穴：在脊柱区，第 11 胸椎棘突下，后正中线旁开 1.5 寸。

肾俞穴：在脊柱区，第 2 腰椎棘突下，后正中线旁开 1.5 寸。

心俞穴：在脊柱区，第 5 胸椎棘突下，后正中线旁开 1.5 寸。

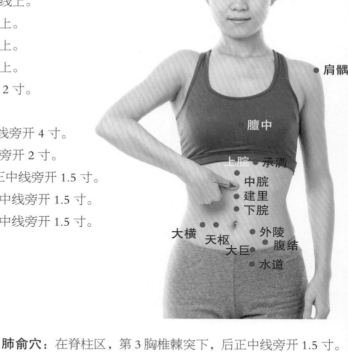

肺俞穴：在脊柱区，第 3 胸椎棘突下，后正中线旁开 1.5 寸。

胃俞穴：在脊柱区，第 12 胸椎棘突下，后正中线旁开 1.5 寸。

肝俞穴：在脊柱区，第 9 胸椎棘突下，后正中线旁开 1.5 寸。

胆俞穴：在脊柱区，第 10 胸椎棘突下，后正中线旁开 1.5 寸。

大肠俞穴：在脊柱区，第 4 腰椎棘突下，后正中线旁开 1.5 寸。

膀胱俞穴：在骶部，横平第 2 骶后孔，骶正中嵴旁开 1.5 寸。

三焦俞穴：在腰部，第 1 腰椎棘突下，后正中线旁开 1.5 寸。

小肠俞穴：在骶部，骶正中嵴旁 1.5 寸，平第一骶后孔。

大巨穴：在下腹部，脐中下 2 寸，前正中线旁开 2 寸。

外陵穴：在下腹部，脐中下 1 寸，前正中线旁开 2 寸。

建里穴：在上腹部，脐中上 3 寸，前正中线上。

承满穴：在上腹部，脐中上 5 寸，前正中线旁开 2 寸。

环中穴：在臀部，环跳穴与腰俞穴连线的中点。

环跳穴：在臀外下部，股骨大转子最凸点与骶管裂孔连线的外 1/3 与中 1/3 交点处。

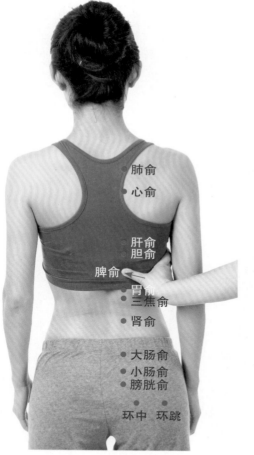

任选 3~5 个耳穴进行按摩

选取耳部的脾、胃、食管、口、大肠、内分泌、皮质下、神门、交感等反射区，每次任选 3~5 个反射区位进行按摩，每个反射区按摩 3~5 分钟。夏天每天按摩 1~3 次，冬天每天按摩 3~5 次。本法适合任何类型的肥胖者。

黄褐斑 斑点和气血有关

辨证治病

实证		虚证
肝气郁结	脾失健运	肝肾不足
急躁易怒、胸胁胀痛，痛经或经期延后，经血紫暗有块，舌有紫斑，脉弦涩	面色苍白或萎黄、神疲乏力、气短心慌、饮食减少、脘腹胀满、经期延迟、经血稀淡、舌质淡、脉细	面色苍白、形寒肢冷、腰膝酸软无力、小便多、舌淡苔白、脉沉细

黄褐斑，看似长在面部，但它与脏腑、经络、气血都有关。说到底，它就是气血淤滞、脉络堵塞在皮肤上面的表现。它与肝、脾、肾三脏功能失调最为相关。

当人情志抑郁的时候，比如工作不顺、失恋等，都会导致肝气郁结。肝本身主疏泄，一旦它失去条达，郁久就会化热，灼伤阴血，进而导致面部气滞血瘀、络脉淤滞，引起黄褐斑。

有的人则过食肥甘厚味，或者总是透支自己的体力，久而久之就损伤了脾胃。脾是后天气血化生之源，其失健运后，气血就会出现亏虚，不能上荣于面；或者就是运化不了的食物，在体内湿积化热，滞于肝脾，脉络阻塞于面，引发黄褐斑。

另外，肾阴不足，阴液不能上荣，虚火上熏于面，燥结成斑；或肾阳不足，不能温养经脉，寒凝血滞，从而引发黄褐斑，这样的斑颜色暗黑。产后和更年期的黄褐斑，多与肾亏有密切关系。

吴老师叮嘱

日光暴晒、电脑与荧光灯辐射等环境异常的因素，自然衰老及长期慢性病，也会引起黄褐斑。

贴敷

中药贴敷肚脐

取当归、红花、何首乌、柴胡、生地黄各等份，研末。将这些药粉混合，填满肚脐，用伤湿止痛膏固定，以免脱落。每 12 小时换 1 次，每天贴敷 2 次。本法适用于任何类型的黄褐斑。

好的当归香气浓郁。

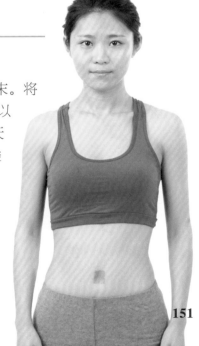

要注意皮肤变化，防止过敏。

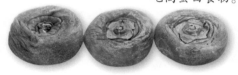

4 款祛斑的食疗方

1. 干柿子

每天吃一两个干柿子。柿子能润心肺、祛恶斑，其祛斑的效果非常明显。不过，需要长期坚持才有效。本法适用于任何类型的黄褐斑。

吃完柿子不要吃高蛋白食物。

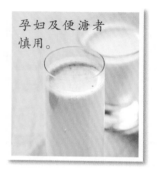

2. 牛奶桃仁饮

取 100 克新鲜的桃仁，洗净后，用刀切碎。放入榨汁机中，加水，榨汁。然后，和牛奶混合在一起饮用。本法适用于任何类型的黄褐斑。

孕妇及便溏者慎用。

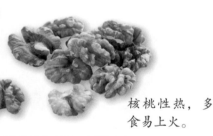

3. 牛奶桃核饮

取桃仁、核桃仁各 100克，用锤子捣碎或用刀切碎，备用。锅中加牛奶，大火煮开

核桃性热，多食易上火。

后，打入 1 个鸡蛋，将核桃仁和桃仁慢慢倒入牛奶中，边搅拌边倒入。然后，转小火，将牛奶煮成糊状即可。本法适用于肝肾不足的黄褐斑患者。

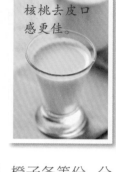

核桃去皮口感更佳。

4. 果汁饮

取新鲜的山楂、葡萄、雪梨、橙子各等份，分别洗净。将山楂、葡萄去子，雪梨去皮去核、切块，橙子去皮、去子。将所有的水果都放入榨汁机中，加适量的水，一起榨汁即可。本法适用于任何类型的黄褐斑。

还可以取适量果汁敷脸。

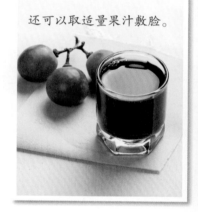

面膜

祛斑面膜，每周敷 2 次

取百合、柏子仁、白丁香、白菊花、白芍、白蒺藜、白及、白蔹各等份，研末；然后用筛子去粗取精。

取适量的药粉与面粉混合，打入 1 个鸡蛋的蛋清，再加入 1 个维生素 E 胶丸，最后用新鲜的果蔬汁调和至稀稠适中的程度。果蔬汁可以选择西红柿汁或黄瓜汁，也可以选择桃花或玫瑰花的精油。洁面后，将面膜均匀地涂在面部，半小时后洗净，每周可以做 2 次。本法适用于任何类型的黄褐斑。

面膜最好现做现用。

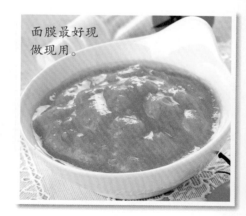

按摩

常按脾经、胃经、肺经、大肠经及背腧穴

治疗原则：调补三阴、行气活血

用手指指腹依次按摩脾俞穴、肝俞穴、肾俞穴、心俞穴、合谷穴、足三里穴、三阴交穴等，每次可任选3~5个穴位，每个穴位按摩3~5分钟。此方法适合任何类型的黄褐斑患者。

兼有血瘀的患者，在前面穴位的基础上，加按血海穴、膈俞穴；兼有痰浊阻滞的患者，加按丰隆穴，按摩手法可加重，按摩时间也可适当延长。

久病或年老的体虚患者，可以加按气海穴，手法要轻柔，所选穴位和按摩时间都应适当缩减。

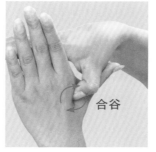
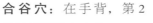
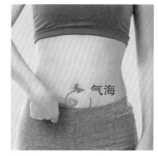

合谷穴：在手背，第2掌骨桡侧的中点处。

气海穴：在下腹部，脐中下1.5寸，前正中线上。

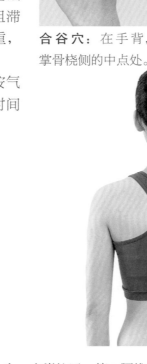

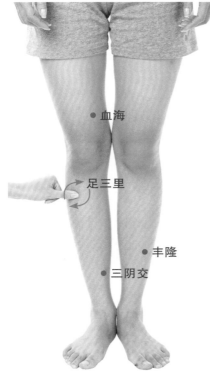

肾俞穴：在脊柱区，第2腰椎棘突下，后正中线旁开1.5寸。

脾俞穴：在脊柱区，第11胸椎棘突下，后正中线旁开1.5寸。

肝俞穴：在脊柱区，第9胸椎棘突下，后正中线旁开1.5寸。

心俞穴：在脊柱区，第5胸椎棘突下，后正中线旁开1.5寸。

三阴交穴：在小腿内侧，内踝尖上3寸，胫骨内侧缘后际。

足三里穴：在小腿前外侧，犊鼻穴下3寸，犊鼻穴与解溪穴连线上。

丰隆穴：在小腿外侧，外踝尖上8寸，胫骨前肌的外缘。

膈俞穴：在脊柱区，第7胸椎棘突下，后正中线旁开1.5寸。

血海穴：在股前区，髌骨内上缘上2寸，股四头肌内侧头的隆起处。

多按压耳穴

选取耳部的穴位，如面颊、额、心、肝、脾、肺、肾、交感等反射区，按摩的时间和次数不限，随时随地都可以按摩。此方法适合任何类型的黄褐斑患者。

面部皱纹 气血不足则早衰

辨别不同部位的皱纹

部位	相关经脉
额头皱纹	胆经
眼尾纹	三焦经、胆经
眉心纹、川字纹	督脉
口角部的笑纹	肝经
鼻唇沟法令纹	胃经、大肠经
下颏纹	任脉、胃经、大肠经
颈纹	任脉、胃经、大肠经

中医认为，十二经脉，三百六十五络，其血气皆上注于面。面部肌肤的荣润枯皱与全身气血津液盛衰密切相关。气血生成旺盛，津液充沛，津血正常濡养于面，则面部肌肤润泽柔软；反之，气血虚弱，经脉虚竭，血不足而气又推动无力，以致津血无法荣于面部，则颜面枯槁而起皱纹。整个过程中，又以胃经和大肠经的气血虚衰最相关，因为脸上最主要的经络就是胃经和大肠经。

 吴老师叮嘱

女性到 30 岁以后，会渐渐出现皱纹，这是一个正常的气血衰退过程，但是通过自身的保健还是能够延缓皱纹产生的时间。

刮痧

刮痧、咀嚼抗皱

顺着面部相应经脉的循行部位，轻轻地刮拭，以舒缓皱纹。另外，经常准备一些坚果或口香糖之类的食物，较长时间地咀嚼，每次 15~20 分钟，每天咀嚼一两次，能够有效抵抗笑纹、鼻唇沟部的皱纹及面部松弛。

每次食用 20~30 颗。

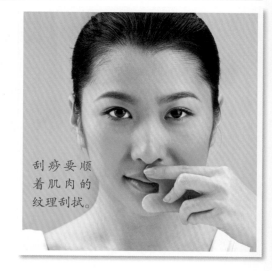

刮痧要顺着肌肉的纹理刮拭。

按摩 适合经常按摩的耳穴

用手指指腹依次按摩耳部的神门、心、内分泌、皮质下、肾、肝、脾、颞、面颊等反射区，按摩的时间和次数不限，可随时随地进行，多多益善。此方法适合任何部位的皱纹。

不同部位的皱纹，按摩穴位也不同

额头皱纹：取阳白穴、头维穴、上星穴、头临泣穴等，用拇指指腹依次按揉这些穴位，或者也可以从上向下推按，以舒展皮肤。

鱼尾纹：用食指指腹依次按摩眼尾纹、瞳子髎穴、丝竹空穴、太阳穴及阿是穴，然后，沿着皱纹的方向，从内向外轻轻地推按。

眼袋：用手指指腹依次按摩承泣穴、四白穴、球后穴，然后，轻轻地从上向下或从中间向两侧推按眼袋。

眉心纹、川字纹：用手指指腹依次按摩攒竹穴、印堂穴，然后，用两手的食指同时向两侧推抹山根。山根就是两目内眦间的部位，鼻子的根部，如果这个部位丰满又有光泽，则代表人体非常健康。

笑纹：用手指指腹依次按摩地仓穴、下关穴、颊车穴、大迎穴、颧髎穴，然后，用手指指腹轻轻地向后上方推抹口角的皱纹处。

鼻唇沟：用手指指腹依次按摩迎香穴、四白穴、口禾髎穴、地仓穴，每个穴位按摩3~5分钟。

下颏纹：用手指指腹依次按摩承浆穴、颊车穴，每个穴位按摩3~5分钟。

颈纹：用手指指腹依次按摩廉泉穴、天鼎穴、水突穴、天突穴，手法一定要轻柔，每个穴位按摩3~5分钟。

所有面部皱纹：无论哪个部位的皱纹，都可以按摩如下穴位，如合谷穴、太冲穴、足三里穴、脾俞穴、肝俞穴、心俞穴、肾俞穴、肺俞穴，每次任选3~5个穴位即可。

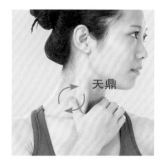

天鼎穴：在颈外侧部，胸锁乳突肌后缘，结喉旁，扶突穴与缺盆穴连线中点。

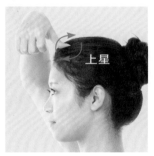

上星穴：在头部，前发际正中直上1寸。

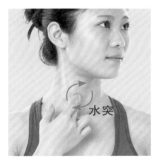

水突穴：在颈部，胸锁乳突肌的前缘，人迎穴与气舍穴连线的中点。

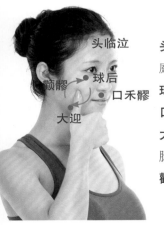

头临泣穴：在头部，瞳孔直上入前发际0.5寸，神庭穴与头维穴连线的中点处。

球后穴：在面部，眶下缘外1/4与内3/4交界处。

口禾髎穴：在上唇部，鼻孔外缘直下，平水沟穴。

大迎穴：在下颌角前方，咬肌附着部的前缘，面动脉搏动处。

颧髎穴：在面部，目外眦直下方，颧骨下缘凹陷处。

面膜 自制面膜，外敷皱纹处

1. 杏仁膏外敷

取适量的杏仁，洗净晾干后，研末。用蛋清将其调和至稀稠适中，洁面后，涂面；20分钟后，洗净。

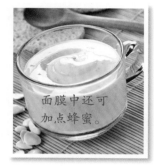

面膜中还可加点蜂蜜。

2. 四"白"面膜

取白附子、柏子仁、白茯苓、白菊花各等份，加适量的水，水煎后，去渣取汁，用汁液洗脸。也可以将这些药物研末，用蛋清调和至稀稠适中，洁面后，涂面，约20分钟后洗净即可。

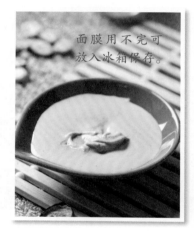

面膜用不完可放入冰箱保存。

3. 猪蹄面膜

取猪蹄1只，最好是老母猪的猪蹄。将其洗净，加水熬煮，滤出汤中漂浮的一层乳白色胶状液体(即胶原蛋白)，放冰箱冷藏。使用时用微波炉解冻，将溶化后的胶冻敷于脸上，约30分钟后洗净。

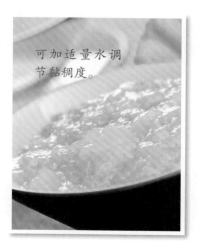

可加适量水调节黏稠度。

4. 糯米团去污去皱纹

取糯米200克，洗净并用水浸泡2小时；然后，将糯米放在纱布上，隔水蒸煮，直至软硬适度。起锅后，取适量的糯米放在手心，双手搓成圆球，至于面部，沿着皱纹舒展的方向推滚，不仅能够清洁污渍，还能舒展皱纹。

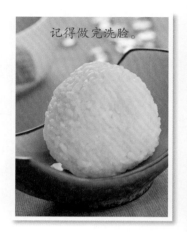

记得做完洗脸。

5. 果蔬汁抗皱法

取西红柿、木瓜、丝瓜各适量等份，将西红柿洗净、切块，木瓜去皮去子、切块，丝瓜去皮去瓤、切块，分别将这三样蔬果放在榨汁机中榨汁，可以取其中的某一个或者某两个混合的蔬果汁，洁面后涂脸，约20分钟后洗净。

丝瓜多食易致泄泻。

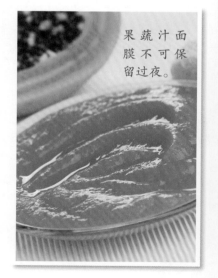

果蔬汁面膜不可保留过夜。

黑眼圈 调畅眼周淤滞的气血

辨证治病

脾虚湿阻	经络淤滞	肾气亏虚	心血亏虚
眼圈发黑、水肿、全身无力、食欲缺乏、胸脘痞胀、大便溏薄、舌质淡、脉沉细滑	眼圈发黑，舌质偏暗，且有瘀斑、瘀点，脉沉细涩。多伴有身体其他部位的疼痛，或多见于久病、慢性病，如腰背疼痛、子宫肌瘤、肾炎、脂肪肝、肝硬化等	多伴有腰膝酸软、舌质暗淡、脉沉细。伴有月经不调、痛经等症状。常见于久病患者，或中年的体虚者	两眼发黑，伴有心悸、失眠、多梦，舌质淡红，脉细数

眼周的皮肤组织非常娇嫩，长期熬夜或失眠、长时间盯着电脑等，都会导致眼圈发黑。但是，这些因素只是造成黑眼圈的次要原因，黑眼圈出现的最根本原因还是体内的气血失调。

当肝血不足的时候，气血运行变得缓慢，血液中的垃圾物质就会沉积下来，久而久之，就会以黑色素的形式表现出来。因为肝开窍于目，这个黑色素首先就会在眼周表现出来。当情绪受压力困扰的时候，也会出现肝气郁滞，使得血液流通不顺。中医认为，肾主黑。黑色素的沉着，跟肾气虚损也有关。当人精气不足的时候，脉络就会失畅，导致眼周血液循环不畅。

吴老师叮嘱

适量补充维生素C和维生素E可以减缓黑眼圈的产生。

食疗

3 款祛黑眼圈的食谱

1. 鲫鱼苹果汤

取鲫鱼1条，苹果2个，红枣10枚。锅中放油，将鲫鱼放入煎至双侧微微发黄，然后加水，大火烧开。将苹果切块，与红枣一起放入锅中。煮至鲫鱼皮肉分离时，加入盐、酱油等调料即可。此汤适合脾气亏虚的患者。

苹果要去皮。

2. 枸杞桃仁当归汤

取枸杞子、桃仁、当归各20克，洗净后，与猪肝等食材一起煮汤。此汤适合肾虚兼血瘀的患者。

3. 何首乌藕粉茯苓饮

取何首乌粉、藕粉和茯苓粉各等份，用沸水冲泡，搅拌均匀后，代茶饮。此饮适合脾虚的患者。

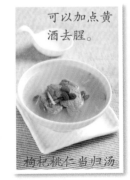
可以加点黄酒去腥。
枸杞桃仁当归汤

按摩 常按脾经、肾经、心经及背腧穴

治疗原则：调和三阴、行气活血

用手指指腹依次按摩面部的四白穴、承泣穴、睛明穴、攒竹穴、丝竹空穴、瞳子髎穴、太阳穴等，每次任选 3~5 个穴位，每个穴位按摩 3~5 分钟。此方法适合任何类型的黑眼圈患者。

除了面部穴位外，还可以取心俞穴、脾俞穴、肾俞穴、足三里穴等，用手指指腹依次按摩，每个穴位按摩 3~5 分钟。此法适合任何类型的黑眼圈患者。

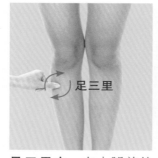

足三里穴：在小腿前外侧，犊鼻穴下 3 寸，犊鼻穴与解溪穴连线上。

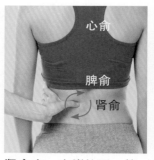

肾俞穴：在脊柱区，第 2 腰椎棘突下，后正中线旁开 1.5 寸。

脾俞穴：在脊柱区，第 11 胸椎棘突下，后正中线旁开 1.5 寸。

心俞穴：在脊柱区，第 5 胸椎棘突下，后正中线旁开 1.5 寸。

太阳穴：在头部，眉梢与目外眦之间，向后约 1 横指的凹陷中。

睛明穴：在面部，目内眦内上方眶内侧壁凹陷中。

攒竹穴：在面部，眉头凹陷中，额切迹处。

四白穴：在面部，眶下孔处。

瞳子髎穴：在面部，目外眦外侧 0.5 寸凹陷中。

承泣穴：在面部，眼球与眶下缘之间，瞳孔直下。

丝竹空穴：在面部，眉梢凹陷中。

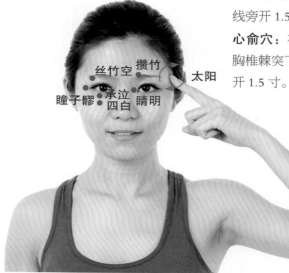

眼膜 在家敷眼膜

1. 蜂蜜眼膜

洁面后，将蜂蜜涂满眼周，用双手食指顺着眼眶，从内向外轻轻按摩几分钟。待干后，洗掉即可。

2. 菊花茶叶包敷法

平常爱喝菊花茶和绿茶的人，可以把泡饮后的菊花和茶叶留着，滤干。然后，取等量的菊花和绿茶叶，装在纱布袋中，放入冰箱中冷藏片刻，敷于眼部，时间 15~20 分钟。

3. 红苹果敷眼

取新鲜成熟的红苹果 1 个，切成薄片，敷在眼周。每隔 3~5 分钟换 1 片，每天敷 15~20 分钟。为了避免苹果片被氧化，要随用随切。

更年期综合征 气血足则不适少

辨证治病

肝气郁结	肾虚肝旺	心脾两虚	肾阴阳两虚
情绪抑郁、欲哭喜叹息、心悸胆怯、坐卧不宁、胸胁、乳房胀痛、月经紊乱。舌红、苔薄、脉弦细	头晕头痛、耳鸣、五心烦热、烘热汗出、急躁易怒、心悸失眠、月经紊乱、腰腿酸软。舌红、苔薄黄、脉细弦数	心悸不寐、恍惚健忘、表情淡漠、倦怠乏力、纳呆食少，或见经血淋漓不尽。舌淡、苔白、脉细	头昏目花、耳鸣健忘、腰膝酸软、形寒恶热、月经闭止、性欲减退。舌淡红、苔薄、脉沉细无力

中医认为，肾主生殖。妇女进入更年期后，肾气渐渐衰退了，月经减少进而绝经，生殖功能也降低进而消失。这一过程是女性正常的生理变化。如果更年期妇女身体原本就阴虚或阳虚，或受生活环境因素的不利影响，不能适应此过程，则会出现各种更年期症状。

更年期的不适症状，在身体各个系统都有表现。如精神系统有：失眠、烦躁、焦虑、记忆力减退、情绪敏感，甚至易怒、易哭、易笑；心血管系统：心悸、心慌、血压偏高或不稳；消化系统：饮食无味、食欲缺乏、腹胀、腹泻或便秘；泌尿系统：夜尿频多、尿频不适等。

吴老师叮嘱

心理调养非常关键，这也需要亲属的共同参与，给患者鼓励安慰。

中药 加味逍遥丸预防更年期综合征

加味逍遥丸是一种能治疗和预防更年期提早到来的中成药，有更年期症状者，可以遵医嘱服用。也可以用莲子、百合各 10 克，丹皮 15 克，共研末，每次 2~3 克，每天 2 次，黄酒送服，也能改善症状。

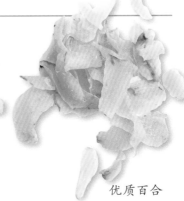

优质百合略发黄。

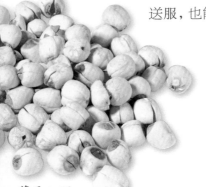

莲子心可以保留。

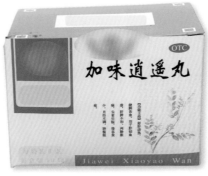

月经量大者不宜服用。

按摩

常按肝经、脾经、心包经上的穴位

治疗原则：疏肝健脾、养心安神

选取肝俞穴、脾俞穴、心俞穴、期门穴、太冲穴、三阴交穴、神门穴、内关穴、足三里穴等，每次任选 3~5 个穴位。用轻柔的手法，用点按法或一指禅法交替按摩。每次按摩 20~30 分钟，隔天按摩 1 次。任何更年期女性都可以采用此法按摩。

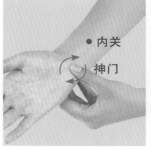

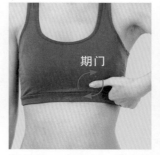

内关穴：在前臂前区，腕掌侧远端横纹上 2 寸，掌长肌腱与桡侧腕屈肌腱之间。

神门穴：在腕前区，腕掌侧远端横纹尺侧端，尺侧腕屈肌腱的桡侧缘。

期门穴：在胸部，第 6 肋间隙，前正中线旁开 4 寸。

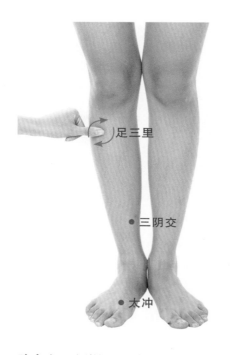

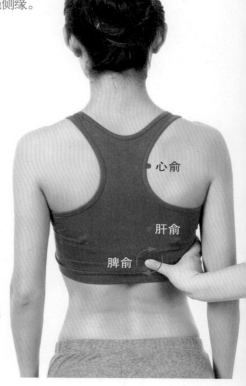

脾俞穴：在脊柱区，第 11 胸椎棘突下，后正中线旁开 1.5 寸。

肝俞穴：在脊柱区，第 9 胸椎棘突下，后正中线旁开 1.5 寸。

心俞穴：在脊柱区，第 5 胸椎棘突下，后正中线旁开 1.5 寸。

三阴交穴：在小腿内侧，内踝尖上 3 寸，胫骨内侧缘后际。

足三里穴：在小腿前外侧，犊鼻穴下 3 寸，犊鼻穴与解溪穴连线上。

太冲穴：在足背，第 1、第 2 跖骨间，跖骨底结合部前方凹陷中，或触及动脉搏动处。

耳穴按摩，多多益善

用手指指腹依次按摩耳部的心、肝、脾、肾、神门、内分泌、交感、皮质下等反射区，时间和次数不限，多多益善，随时随地都可进行。任何更年期女性都可以按摩这些耳穴。

疏调各经脉，缓解各种不适症状

沿着相应的经脉循行敲打或按摩，也可以起到保健的作用。心气不足明显的患者，以疏调心包经为主，兼肝经；脾虚明显的患者，以疏调脾经为主，兼胃经；肾虚明显的患者，以疏调肾经和膀胱经为主，可参考本书第109页的方法。

1. 梳切法

取桃木梳和水牛角梳，沿着相应经脉顺经梳切。梳切到重点穴位时，要用梳角进行点按，直至皮肤表面出现梳齿的印迹。凡是双手能够得着的地方，都可以采用此方法。

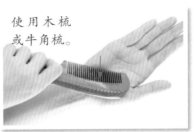

使用木梳或牛角梳。

2. 叩击法

用健康槌或痒痒挠等保健工具，从上向下沿着经脉轻轻叩击，时间不限，以舒适为度。

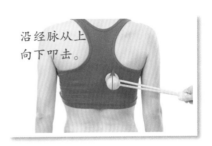

沿经脉从上向下叩击。

3. 经络拍打法

用木尺或木条状的工具，轻轻拍打相应的经脉循行部位。每个部位拍打3~5分钟后，换下一个部位。

食疗 更年期女性的食疗方

总的原则： "三高" "三低"。"三高"即高蛋白(如肉类、鸡蛋)、高钙质(如牛奶、豆制品、海产品)、高维生素(如各种蔬果)，"三低"即低脂、低糖、低盐。

1. 百合莲子羹

取百合50克，莲子20克。将两者洗净后，清炖，喝汤、吃莲子，具有补肺安神、养脾润燥的功效，适合脾虚肝旺的更年期女性。

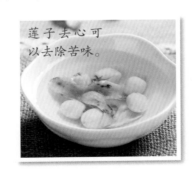

莲子去心可以去除苦味。

2. 枸杞桑葚饮

取枸杞子、桑葚各50克。先将干的枸杞子加水泡软，跟桑葚一起放入榨汁机中打汁。长期饮用，有补益肝肾、清降虚火的作用，适合肝肾亏虚的更年期女性。

优质的枸杞子粒大、色红、肉厚。

3. 二地当归粥

取生地黄、熟地黄各20克，当归15克，大米100克。将所有材料洗净后，加适量的清水，一起煮粥。长期食用，能够滋阴养血、健脾调经，适合阴虚的更年期女性。

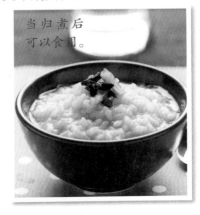

当归煮后可以食用。

乳腺增生 情志舒畅最重要

辨证治病

气滞型	痰瘀型
面色无华、乳房胀痛、口苦咽干、胸满胁痛、急躁易怒，随着情绪变化而加剧，舌质微红、苔白、脉弦数	产后乳胀痛，内有结块，体形肥胖，舌质暗紫或有瘀斑，苔厚腻微黄，脉滑或涩

乳腺增生，顾名思义就是乳房内出现了肿块，这些肿块就是气血淤滞的结果。大家知道，肝主疏泄，它负责疏泄体内津液、气机的舒畅，一旦出现壅滞，就会导致气滞血瘀，气血瘀积在乳房内，就会形成乳腺增生。另外，体内痰浊壅滞也会造成乳腺增生。乳房是足阳明胃经经过的地方，摸上去有硬硬的结块，就是足阳明胃经经气循行失常，郁积于乳房之内而造成的。

吴老师叮嘱

不要过度焦虑和着急，调整情绪，保持平衡；饮食以清淡为主，多吃绿叶蔬菜、新鲜水果。

检测 乳腺增生自我检测方法

了解一些乳房自我检查的知识尤为重要。自我检查的时间应在月经之后的一两周进行。乳腺增生自我检查方法如下：

视：站在镜子前双手叉腰或下垂，仔细观察双侧乳房是否大小对称，皮肤及乳头是否有凹陷或湿疹，有无红肿，有无不正常突起等。

摸：右手上提至头部后侧，用左手检查右乳，指腹轻压乳房，感觉是否有硬块，由乳头开始做环状顺时针方向检查；用同样的方法检查左乳房、乳腺投影区。

挤：除了乳房，还须检查腋下有无淋巴肿大，最后再以大拇指和食指挤压乳头，注意有无异常分泌物。

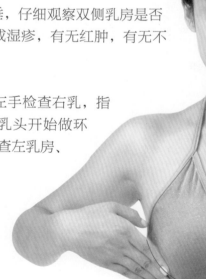

沿乳房外侧顺时针轻压检查。

食疗

6款活血化瘀食谱

1. 海带萝卜汤

取萝卜150克，海带50克。按照家常的方法，烧汤即可。此法适合气滞型的乳腺增生患者。

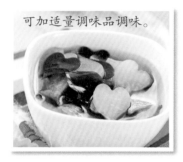
可加适量调味品调味。

2. 鳖甲海藻方

取等量的鳖甲、海藻，将两者分别研末后混合。每次取5克药粉，然后用煮沸的海带汤冲泡，适合长期服用。此法适合痰瘀型的乳腺增生患者。

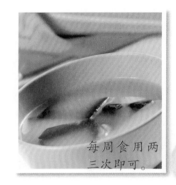
每周食用两三次即可。

3. 橘叶香附饮

取金橘叶、香附各15克，郁金10克，加水，浓煎15~20分钟后，去渣取汁。调和槐米，一起饮用，早晚分服。此法适合气滞型的乳腺增生患者。

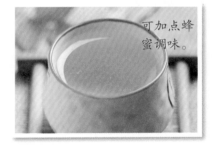
可加点蜂蜜调味。

4. 橘叶陈皮茶

取金橘叶、陈皮各50克，洗净后，捣碎。用开水冲泡，当茶饮用。此法适合气滞痰瘀型的乳腺增生患者。

5. 菊花玫瑰茶

取菊花5克，干玫瑰花3朵。用沸水冲泡，代茶饮。每天上午、下午各换1次茶叶。此法适合气滞型的乳腺增生患者。

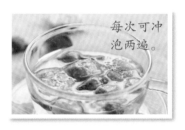
每次可冲泡两遍。

6. 青皮山楂木瓜粥

过敏者慎食。

取青皮10克，山楂30克，木瓜1个，大米100克。将上述材料洗净，山楂去核，木瓜去皮去子，切块，与大米一起，加适量清水，煮粥即可。此法适合气滞痰瘀型的乳腺增生患者。

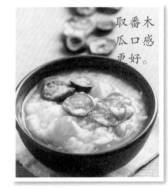
取番木瓜口感更好。

刮痧

刮痧防治乳腺增生

在乳腺投影区涂刮痧油，先刮拭一侧乳腺投影区。由于区域较大，可用十字将其划分为四个区域，分别用面刮法从上向下刮拭。边刮拭边寻找疼痛、结节等阳性反应物，并重点刮拭阳性反应物；用同样的方法刮拭另一侧乳腺投影区。

按摩 常按肝经、胃经及背腧穴

治疗原则：疏肝解郁、调气化痰

用手指指腹依次点按膻中穴、膺窗穴、天池穴、期门穴等，然后，以乳房为中心，以这些穴位为终点，对乳房进行适当地轻抓、托举、搓揉。此法适合任何类型的乳腺增生患者。

用手指指腹依次按揉远道的穴位，如肩井穴、肝俞穴、膈俞穴、支沟穴、内关穴、足三里穴、太冲穴等，每个穴位按摩3~5分钟。此法适合任何类型的乳腺增生患者。

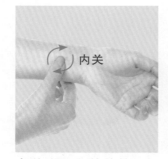

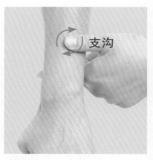

内关穴：在前臂前区，腕掌侧远端横纹上 2 寸，掌长肌腱与桡侧腕屈肌腱之间。

支沟穴：在前臂后区，腕背侧远端横纹上 3 寸，尺骨与桡骨间隙中点。

肩井穴：在肩胛区，第 7 颈椎棘突与肩峰最外侧点连线的中点。

膈俞穴：在脊柱区，第 7 胸椎棘突下，后正中线旁开 1.5 寸。

肝俞穴：在脊柱区，第 9 胸椎棘突下，后正中线旁开 1.5 寸。

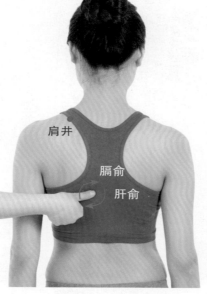

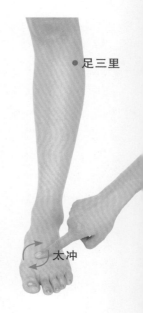

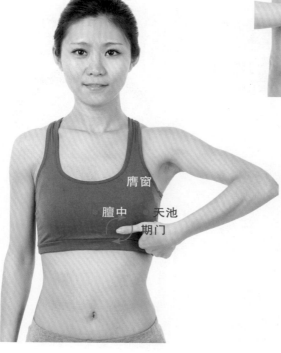

足三里穴：在小腿前外侧，犊鼻穴下 3 寸，犊鼻穴与解溪穴连线上。

太冲穴：在足背，第 1、第 2 跖骨间，跖骨底结合部前方凹陷中，或触及动脉搏动处。

期门穴：在胸部，横平第 6 肋间隙，前正中线旁开 4 寸。

膻中穴：在胸部，横平第 4 肋间隙，前正中线上。

膺窗穴：在胸部，横平第 3 肋间隙，前正中线旁开 4 寸。

天池穴：在胸部，横平第 4 肋间隙，前正中线旁开 5 寸。

痛经 血不行经则痛

辨证治病

实证		虚证
寒邪侵袭	气滞血瘀	气血亏虚
下腹、腰骶部牵制性疼痛，甚至剧痛难忍，伴有手足发凉，面色青紫或苍白。腹痛得温则舒，舌质淡、苔薄，脉沉紧有力	下腹、腰骶部疼痛如针刺样，伴有胁热、乳房胀痛，疼痛会因情绪的波动而变化，经色紫暗夹血块。舌质紫暗或有瘀斑、瘀点，脉沉弦	以经期后疼痛为主，经期隐痛，得温则舒。伴有疲劳、乏力，或动则汗出。面色萎黄，经血色淡、或多或少，脉沉细弱

中医认为："经水出诸肾。"意思就是说月经病与肾功能最相关。当肾气亏虚时，人的气血就不足，再加上精神紧张、生活压力等各方面的因素，会继而使得肝气郁结。俗话说，痛则不通，通则不痛。一旦气血淤滞，就会引发痛经。

当然，痛经也分很多种。这里教大家一种最简单的分辨痛经性质的方法。如果是胀痛或腹部阵痛，属于气滞，需要调畅气机；如果是剧痛，而且血块流出时疼痛减轻，这属于血瘀，需要活血化瘀；如果喝热水或敷热水袋后，疼痛减轻，说明体寒；如果遇热后，疼痛加重了，说明体热。在按摩后疼痛减轻，属于虚证；越按摩越痛则说明是实证。经前期痛多属于实证，经后痛或痛更甚多属于虚证。

吴老师叮嘱

平时就要特别注意保暖。夏天坐在空调房的时候，要披一件长袖外套，保护身体不受凉。

热敷 用热盐袋温熨腰骶部

取粗盐 500~1000 克，桂皮、葱各适量。将所有材料放入锅中炒热，或者用微波炉加热，然后，用布袋装好，敷于腰骶部，时间 15~20 分钟。长期坚持，有很好的补肾温阳的作用。此方法适合气血亏虚的痛经女性。

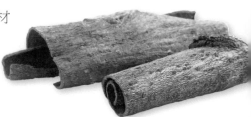

桂皮最好是打碎或掰成小块。

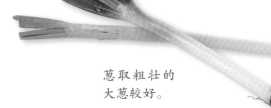

葱取粗壮的大葱较好。

按摩

常按任脉、肝经、脾经的穴位

治疗原则：暖宫散寒、调气化瘀

实证痛经的患者，用手指指腹依次按摩中极穴、次髎穴、地机穴、血海穴、合谷穴，手法要适当加重，每个穴位按摩3~5分钟。

虚证痛经的患者，用手指指腹依次按摩关元穴、气海穴、足三里穴、三阴交穴、脾俞穴等，手法要轻柔，每个穴位按摩3~5分钟。

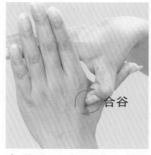

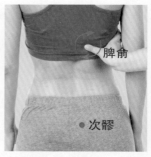

合谷穴：在手背，第2掌骨桡侧的中点处。

次髎穴：在骶区，正对第2骶后孔中。

脾俞穴：在脊柱区，第11胸椎棘突下，后正中线旁开1.5寸。

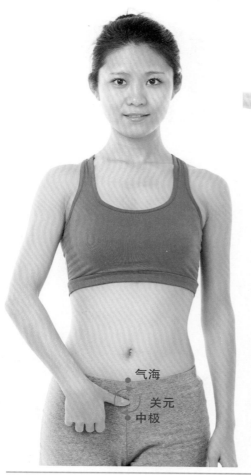

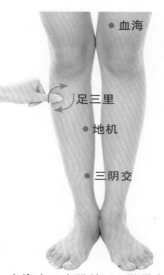

血海穴：在股前区，髌骨内上缘上2寸，股四头肌内侧头的隆起处。

中极穴：在下腹部，脐中下4寸，前正中线上。

地机穴：在小腿内侧，阴陵泉穴下3寸，胫骨内侧缘后际。

关元穴：在下腹部，脐中下3寸，前正中线上。

气海穴：在下腹部，脐中下1.5寸，前正中线上。

三阴交穴：在小腿内侧，内踝尖上3寸，胫骨内侧缘后际。

足三里穴：在小腿前外侧，犊鼻穴下3寸，犊鼻穴与解溪穴连线上。

艾灸

每天艾灸1次，温肾助阳

点燃艾条，依次温灸中极穴、关元穴、三阴交穴、次髎穴、足三里穴，每个穴位灸5分钟，每天灸一两次。此方法适合虚证的痛经女性。兼有血瘀的患者，加灸膈俞穴、血海穴；脾虚的患者，加灸脾俞穴。

拔罐

通过拔罐祛瘀血

在任脉位于腹部的循行部位、背后腰骶部及血海穴、地机穴、三阴交穴上一起拔罐，每个穴位拔罐 3~5 分钟，直到皮肤出现紫暗，每天拔 1 次。此方法适合气滞血瘀的痛经女性。

食疗

止痛经的食疗方

1. 玫瑰月季茶

取玫瑰、月季各等份，用沸水冲泡，长期坚持饮用。适合于偏气滞血瘀的痛经患者。

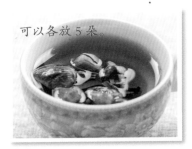
可以各放 5 朵。

2. 当归红花饮

取当归、红花各等份，用沸水冲泡，或者用水煎煮，饮用时可放适量的红糖。此饮适合偏寒的痛经患者。

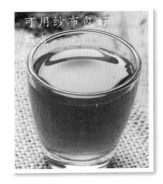
可用纱布包好煎煮。

3. 姜枣红糖莲子羹

取姜、红枣各 20 克，红糖 30 克，莲子 50 克。将姜、红枣、莲子洗净，莲子先浸泡 2 小时，备用。锅中加水，大火烧开后，放入莲子、姜、红枣，煮 20 分钟后，放入红糖，即可起锅。适用于偏寒、气血亏虚的痛经患者。

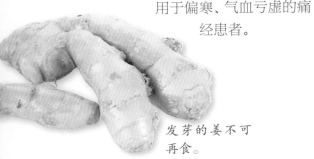
发芽的姜不可再食。

4. 当归姜羊肉汤

取羊肉 200 克，姜 20 克，当归 15 克。将羊肉洗净、切块，锅中放油，用姜炝锅后，放入羊肉；煸炒片刻后，放入当归，加水，大火烧开；转小火，慢炖 30 分钟即可。此汤适用于偏寒的痛经患者。

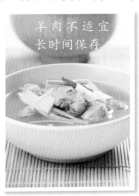
羊肉不适宜长时间保存

5. 莲藕炖牛腩

将牛腩洗净，切大块；莲藕洗净，去皮，切块；红豆用水浸泡 30 分钟。牛腩块焯水，取出后再过冷水，洗净，沥干。将牛腩块、莲藕块、红豆、姜片放入锅内，加清水用大火煮开。转小火慢煲 2 小时，加盐调味即可。常食本品可滋阴美容、健胃润肠，体质虚弱引起的气滞血瘀者可以多吃。

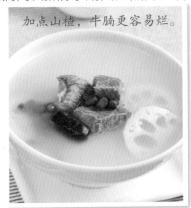
加点山楂，牛腩更容易烂。

盆腔炎 疏散盆腔内的湿热

辨证治病

实证		虚证
湿热淤滞	气滞血瘀	气血亏虚
小腹胀痛，口干、口苦，小便混浊，便干，舌质暗红、苔黄腻，脉弦数	下腹部疼痛，腹股沟部位有包块、巧克力囊肿，经血有血块、量多，舌质紫暗且有瘀斑、瘀点，舌苔薄，脉弦涩	小腹痛，带下量多、色白质稀，畏寒，舌质淡，脉沉细

中医认为，气血不足、盆腔内湿热之气过重，都会导致盆腔炎。大家应该都有过这样的经验，冬天从室外进屋后，要好一会儿手脚才能从冰凉中缓过来。这就是"寒凝血瘀"，人在受寒的时候，血液流动变得缓慢，气机也易出现瘀阻。而气血不足的人，往往肢体怕冷，这种人最易出现气滞血瘀，如果盆腔中也出现这种情况，就易患上盆腔炎。

另外一种情况就是，盆腔内湿热交蒸。每年夏天总有那么几天闷热潮湿，让人非常难受。盆腔内也会出现这种情况，当热盛不足以蒸腾水液，于是湿热交蒸，变成病毒感染的温床，极易患盆腔炎。既然是这样，在治疗时，我们就需要把这些湿热疏散出来，并阻止更多水湿进入。

💡 吴老师叮嘱

经期不卫生、过量饮酒等不良生活习惯则是导致盆腔炎的直接原因，大家平常一定要避免。

食疗 辅助治疗盆腔炎的食疗方

1. 佛手山楂玫瑰饮

取佛手、玫瑰各 15 克，山楂 20 克，用沸水冲泡，代茶饮。此饮适合气滞血瘀型的盆腔炎患者。

2. 桃仁红花当归饮

取桃仁、红花、当归各 5 克，用沸水冲泡，代茶饮。此饮适合瘀血阻滞型的盆腔炎患者。

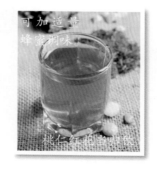

可加适量蜂蜜调味

桃仁红花当归饮

3. 核桃莲子羹

取核桃粉、莲子心、土茯苓各 20 克。将土茯苓用纱布包好，锅中加水，放入土茯苓包，大火烧开；然后放入核桃粉、莲子心，熬煮片刻即可。此羹适合阳虚夹湿的盆腔炎患者。

4. 三瓜汤

按照 3:2:1 的比例，各取适量的冬瓜、丝瓜、苦瓜。将三瓜分别洗净、去皮去子、切块，一起煎汤即可。吃瓜喝汤，能够辅助治疗湿热型盆腔炎。

按摩 常按任脉、脾经上的穴位

治疗原则：化湿清热、温热通络

双手相叠，将掌心放在肚脐以下的部位摩腹，先顺时针再逆时针，按摩约3分钟。此法适合任何类型的盆腔炎患者。

实证的盆腔炎患者，先将拇指指腹放在任脉的中脘穴上，然后沿着任脉的循行位置边按揉边移动，直至曲骨穴的位置。虚证的患者，先将拇指指腹放在曲骨穴上，再从下向上边按揉边移动至中脘穴。

将双手的食指中节分别放在患者两侧的肺俞穴上，然后从上向下边揉、边按、边拨，直至肾俞穴的位置。采用中等刺激量，反复按摩3次。此法适合任何类型的盆腔炎患者。

用手指依次按摩合谷穴、血海穴、地机穴、阴陵泉穴、三阴交穴等，用点按法或弹拨法都可以，每次任选两三个穴位，每个穴位按摩3~5分钟。此法适合任何类型的盆腔炎患者。

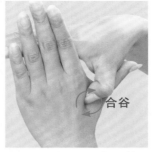

合谷穴：在手背，第2掌骨桡侧的中点处。

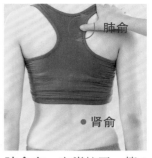

肺俞穴：在脊柱区，第3胸椎棘突下，后正中线旁开1.5寸。

肾俞穴：在脊柱区，第2腰椎棘突下，后正中线旁开1.5寸。

三阴交穴：在小腿内侧，内踝尖上3寸，胫骨内侧缘后际。

阴陵泉穴：在小腿内侧，胫骨内侧髁下缘与胫骨内侧缘之间的凹陷中。

中脘穴：在上腹部，脐中上4寸，前正中线上。

血海穴：在股前区，髌骨内上缘上2寸，股四头肌内侧头的隆起处。

地机穴：在小腿内侧，阴陵泉穴下3寸，胫骨内侧缘后际。

曲骨穴：在下腹部，耻骨联合上缘，前正中线上。

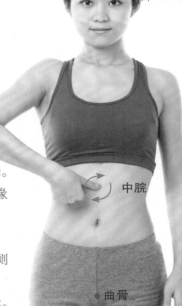
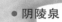

艾灸 适合不同类型患者的艾灸法

1. 湿热型的盆腔炎患者，选取中极穴、阴陵泉穴、三阴交穴及地机穴，对这些穴位进行隔蒜灸，每天1次。每次每个穴位灸5分钟。

2. 虚寒型的盆腔炎患者，选取关元穴、气海穴、肾俞穴、关元俞穴、足三里穴、三阴交穴等，点燃艾条，直接对准这些穴位艾灸即可。每次任选两三个穴位，每个穴位灸3~5分钟。

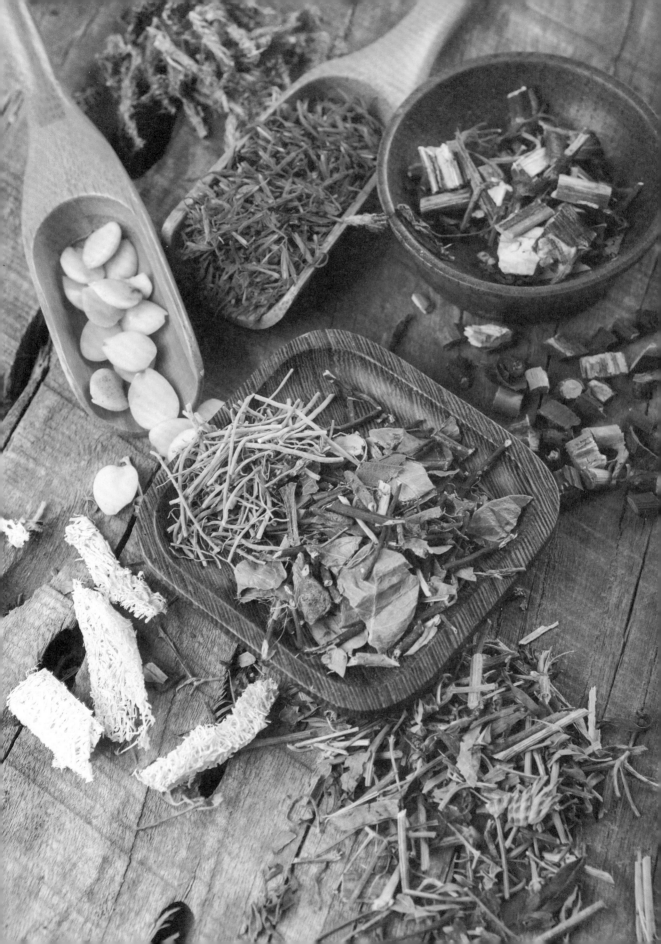

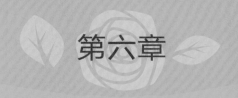

第六章

小孩儿天生娇弱，
补足气血少生病

　　中医认为，小孩儿大多都"脾常不足、肝常有余"。首先，孩子的脾胃还没有发育完全。现在很多父母生怕孩子缺了营养，于是想着法子强迫孩子吃各种高营养食物，但是效果适得其反。孩子脾胃薄弱，承受不了过多的负担，因此，厌食、疳积、腹泻等症就渐渐出现了。这时候，肝却恰恰相反，孩子正处在肝气初生的阶段，阳气特别足，所以就会出现吵闹、发脾气等现象。

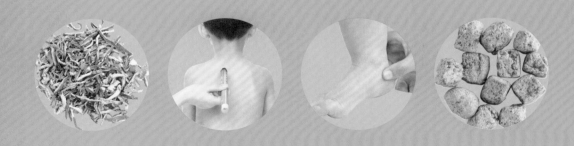

为什么小孩子也会气血不足？

稚阴稚阳之体

　　小孩子是"稚阴稚阳"之体。所谓"稚阳"，是指体内各脏腑的功能活动还都幼稚不足和处于不稳定的状态；所谓"稚阴"，则指精、血、津液以及脏腑、筋骨、脑髓、肌肤等有形的物质，还没有发育完善。说明气血还不充足，体质易虚易实，易寒易热。所以，父母要做好预防疾病的工作，增强小儿的体质，提高身体免疫功能和抗病能力。

脾常不足

　　孩子的生长发育特别旺盛，比成人要快很多，需要的营养物质也就特别多。但脾胃薄弱，消化能力较差，加上小儿饮食不能自节，容易为饮食所伤。

肝常有余

　　肝属木，在春天生发。幼儿期是人一生中的春天，正是肝气初生的时候，少阳之气特别旺盛。中医上称之为"肝常有余"，最典型的症状便是性急、烦躁、脾气大。

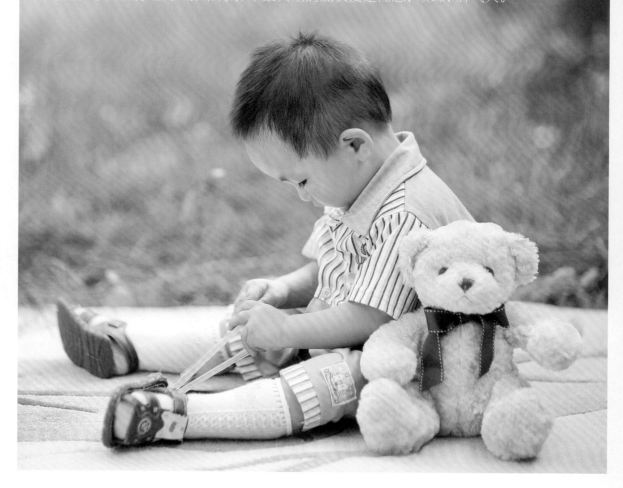

小儿反复感冒 补益脾肺之气

辨证治病

脾肺两虚

反复的呼吸道感染、咽喉部疼痛或鼻塞流涕，或伴有不同程度的发热，或喷嚏连连，形体瘦弱或虚胖，面色萎黄或脸色㿠白，指纹偏于淡白，舌质淡、苔薄，脉沉浮；部分超重的孩子容易出汗，懒于运动，动则症状加重

小孩经常感冒的根源在肺和脾。中医认为，肺主气。肺气能够补益体表以抵抗外邪，使身体不易受寒气或热气的侵袭。否则，卫外功能薄弱，就易反复感冒。其实，肺气就相当于现代医学里面的抵抗力，肺气不足，说明小孩的抵抗力弱。另外，小孩的脾常不足。如果父母的护理不当，吃得过多或过少、偏食或挑食等，都会导致脾胃虚弱。我们说，脾是气血的化生之源，脾失去运化的能力后，进而就会导致肺气不足，这样孩子非常容易着凉或受热，引发感冒，而且感冒迁延不愈。

> **吴老师叮嘱**
>
> 感冒以后要注意休息、保持良好的周围环境、多饮水和补充大量维生素 C 等。

艾灸　选对穴位常温灸

选取气海穴、肺俞穴、脾俞穴、肾俞穴。点燃艾条，依次对这些穴位进行温灸，每个穴位灸 3 分钟左右。感冒期间，可以每天灸 1 次。不感冒的时候，隔天灸 1 次，具有保健效果。本法适用于小儿先天不足、后天失调，气虚亏虚反复感冒者。

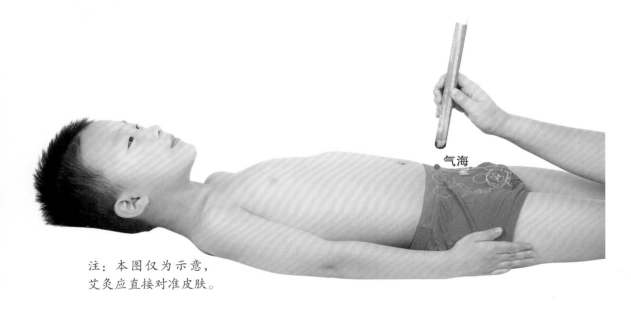

气海

注：本图仅为示意，艾灸应直接对准皮肤。

按摩 轻柔地按摩耳穴

用手指指腹依次按摩耳部的肺、脾、肾、气管、交感等反射区，按摩的力度要小，一天可以多按摩几次。此法适合任何类型的小儿反复感冒。

常按膀胱经、胃经、肺经上的穴位

治疗原则：补益脾肺、固表预邪

选取肺俞穴、脾俞穴、章门穴、气海穴、足三里穴、太渊穴、风池穴、风门穴，每次任选 3~5 个穴位，每个穴位按摩两三分钟，手法要轻柔。不感冒的时候按摩，具有预防感冒的作用。此法适合任何感冒的小儿患者。

受外邪侵袭后的感冒小儿，在前面穴位的基础上，加按合谷穴、外关穴、曲池穴、大椎穴，每次任选 3~5 个穴位，每个穴位按摩两三分钟。

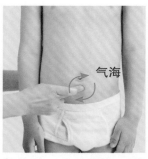

气海穴：在下腹部，脐中下 1.5 寸，前正中线上。

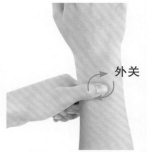

外关穴：在前臂后区，腕背侧远端横纹上 2 寸，尺骨与桡骨间隙中点。

风门穴：在脊柱区，第 2 胸椎棘突下，后正中线旁开 1.5 寸。

风池穴：在颈后区，枕骨之下，胸锁乳突肌上端与斜方肌上端之间的凹陷中。

大椎穴：在脊柱区，第 7 颈椎棘突下凹陷中，后正中线上。

章门穴：在侧腹部，第 11 肋游离端的下际。

肺俞穴：在脊柱区，第 3 胸椎棘突下，后正中线旁开 1.5 寸。

脾俞穴：在脊柱区，第 11 胸椎棘突下，后正中线旁开 1.5 寸。

肝俞穴：在脊柱区，第 9 胸椎棘突下，后正中线旁开 1.5 寸。

曲池穴：在肘区，尺泽穴与肱骨外上髁连线的中点处。

合谷穴：在手背，第 2 掌骨桡侧的中点处。

肾俞穴：在脊柱区，第 2 腰椎棘突下，后正中线旁开 1.5 寸。

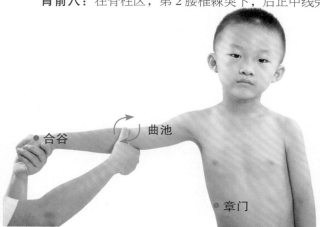

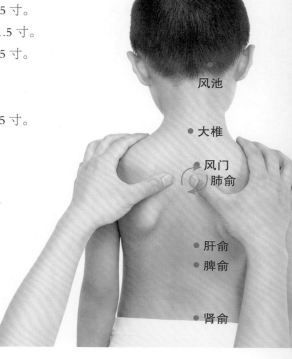

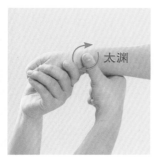

太渊穴：在腕前区，桡骨茎突与舟状骨之间，拇长展肌腱尺侧凹陷中。

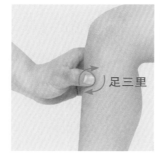

足三里穴：在小腿前外侧，犊鼻穴下3寸，犊鼻穴与解溪穴连线上。

刮痧

刮拭膀胱经、脾经及胃经的循行部位

手拿刮痧板，从上向下刮拭背部膀胱经的循行部位，重点刮拭肝俞穴、脾俞穴和肾俞穴。然后再接着刮拭下肢脾经、胃经的循行部位，重点刮拭足三里穴。刮拭力度要轻，每次刮拭3~5分钟即可。本法适用于体质虚弱、反复感冒及食欲缺乏的小儿。

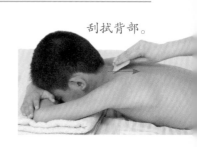

刮拭背部。

食疗

4款防治感冒食谱

1. 黄芪白术防风饮

取黄芪5克，白术、防风各10克。将上述材料，用沸水冲泡，代茶频饮。这是一道古人常用的感冒方。此饮适用于一般易感冒的小儿。

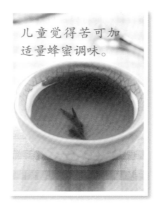

儿童觉得苦可加适量蜂蜜调味。

2. 芪枣茯苓粥

取黄芪、核桃各10克，红枣10枚，茯苓20克，大米100克。分别将上述材料洗净，加适量清水，煮粥即可。此粥适用于脾胃气虚、易感冒的小儿。

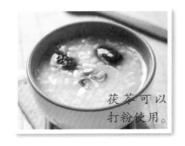

茯苓可以打粉使用。

3. 薏米山药萝卜粥

取薏米、山药各20克，萝卜100克，大米50克。将山药洗净去皮、切块，萝卜洗净、切块。再将所有材料加水后，一起煮粥即可。此粥适用于饮食积滞、腹胀、脾胃虚弱的易感冒小儿。

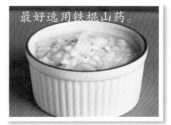

最好选用铁棍山药。

4. 党参山楂饮

取党参20克，山楂100克。将山楂洗净、去核，再将党参水煎后，去渣取汁，与山楂一起放入榨汁机中榨汁，即可饮用。此饮适用于较轻的气虚兼有食积的易感冒小儿。

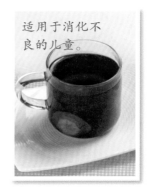

适用于消化不良的儿童。

小儿哮喘 宣通肺气是关键

辨证治病		
实证		虚证
感受热邪	感受寒邪	体质虚弱
痰鸣、气粗、面色潮红、咳声也比较响亮，痰黄浊、难咯，大便干结，烦躁不安，口渴，喜冷饮，指纹淡红或暗红，舌苔黄腻或厚腻	咳嗽气喘、痰清稀、面色暗灰、大便溏薄、四肢不温、怕冷、指纹偏红或暗红、舌苔薄白	多有咳喘频作，咳痰稀薄，遇寒或失于养护时加重。形体偏瘦、面色无光泽、大便为条、指纹暗淡、舌质偏淡、舌苔灰白而嫩

　　人的肺属于清虚之脏，它里面不能有杂物，加上小孩子属于"轻灵之体"，也就是发育还不完全，所以不能承受任何外邪的侵袭。突然降温、饮食生冷等，都会使得肺部出现不适，引发哮喘。还有一些小孩子体质天生虚弱，脾肾两虚，肺不纳气。外界环境稍有变化，哮喘就会发作。

　　小儿哮喘在春秋两季的发病率较高，多数是由于气候的骤变引起的，在夜间和清晨发作的居多，往往病程很长。中医认为，主要的病因是肺、脾、肾三脏的不足，当然这只是内因，外邪侵袭、饮食不当等这些外因也会直接引起哮喘。

　　中医在治疗上，注重的是改善体内环境，热的要泻热，寒的要祛寒。所以，哮喘被分为热型、寒型。针对偏热的孩子，父母需要从宣肺平喘、清热化痰入手；偏寒的孩子则需要祛寒宣肺、化痰平喘；对于体虚的孩子，则要健脾补肾。

> **吴老师叮嘱**
>
> 　　小儿哮喘往往和其他很多疾病都有关，因此父母在对其进行家庭保健的时候一定要分清情况。

食疗 小儿哮喘食疗方

1. 蜂蜜姜汁

　　取姜 25 克，蜂蜜 60 克。将姜捣烂取汁，与蜂蜜混匀，分 2 次用温水冲服。适用于小儿寒性哮喘。

2. 枇杷叶粥

取枇杷叶 20 克，大米 30 克，冰糖 10 克。将枇杷叶用布包加水煮半小时，去渣留汁，加大米煮粥，粥成后加冰糖。适用于小儿痰热型哮喘。

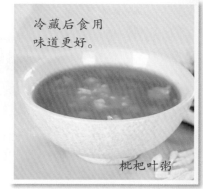
冷藏后食用味道更好。

枇杷叶粥

5 款止咳食谱

1. 姜糖葱饮

取姜 3 块，葱 1 根，红糖 15 克。将姜和葱洗净、切好，与红糖一起用小火共煮 10 分钟，可以辅助治疗由风寒感冒引起的哮喘。

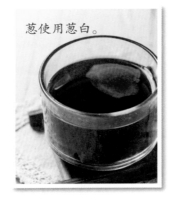

葱使用葱白。

2. 贝母梨汤饮

取梨 1 个，贝母 5 克，冰糖 3 克。将梨洗净、去皮去核，切小块。将梨与贝母、冰糖一起慢煮 10 分钟，可以辅助治疗由风热感冒引起的哮喘。

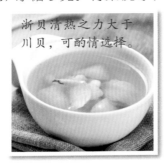

浙贝清热之力大于川贝，可酌情选择。

3. 茯苓陈皮粥

取陈皮 10 克，茯苓 5 克，大米 50 克。将大米淘洗干净，放入锅中，加入陈皮、茯苓和适量清水，熬煮成粥即可。每天服 2 次。

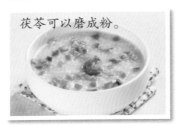

茯苓可以磨成粉。

4. 川贝蒸梨

取新鲜的雪梨 1 个，将其洗净，削去顶盖后，把中间的核掏掉。将 3 克川贝粉放在梨肚子里，盖好。隔水蒸煮，每天吃 1 个，能够辅助治疗舌干久咳、秋燥咳。

5. 柿子饼

将成熟的柿子或干柿饼，放在微波炉中加热，至软化为度。隔天吃 1 个，适合久咳无痰的小儿长期食用。

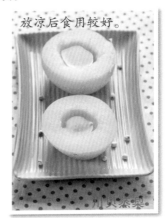

放凉后食用较好。

川贝蒸梨

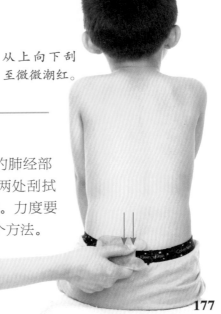

从上向下刮至微微潮红。

刮痧 **在肺经、膀胱经处轻轻刮痧**

手拿刮痧板，轻轻地在孩子的胸部、上肢内侧的肺经部位、上背部两侧的膀胱经部位刮拭，每次取一两处刮拭即可。刮拭之前，一定要先涂刮痧油，以免损伤孩子的皮肤。力度要轻，以局部微微潮红为度。对于不配合的孩子，可以不用这个方法。

按摩

常按肺经、脾经、肾经穴位及背腧穴

治疗原则：化痰宣肺，兼补肺健脾益肾

用手指指腹依次按摩膻中穴、中府穴、天突穴、曲池穴、下脘穴、丰隆穴、肺俞穴等，每个穴位按摩 3~5 分钟，最好坚持每天按摩。此法适合任何小儿哮喘患者。

脾虚的小孩，在前面穴位的基础上，加按脾俞穴、足三里穴；肾虚的小孩，加按肾俞穴、志室穴、关元穴；风寒引起的咳嗽，加按关元穴、合谷穴、曲池穴；久病引起的咳嗽，加按膏肓穴、太溪穴；哮喘严重的小孩，加按定喘穴、大椎穴。按摩的时候，手法一定要轻柔，可以用手指指腹按压，也可以摩动。

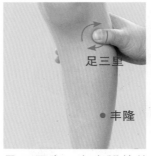

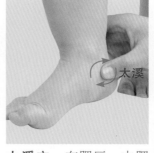

足三里穴：在小腿前外侧，犊鼻穴下 3 寸，犊鼻穴与解溪穴连线上。

太溪穴：在踝区，内踝尖与跟腱之间的凹陷中。

丰隆穴：在小腿外侧，外踝尖上 8 寸，胫骨前肌的外缘。

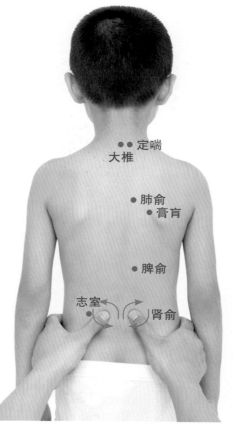

定喘穴：在脊柱区，横平第 7 颈椎棘突下，后正中线旁开 0.5 寸。

大椎穴：在脊柱区，第 7 颈椎棘突下凹陷中，后正中线上。

合谷穴：在手背，第 2 掌骨桡侧的中点处。

曲池穴：在肘区，尺泽穴与肱骨外上髁连线的中点处。

中府穴：在胸壁之外上部，平第 1 肋间隙，前正中线旁开 6 寸。

下脘穴：在上腹部，脐中上 2 寸，前正中线上。

肾俞穴：在脊柱区，第 2 腰椎棘突下，后正中线旁开 1.5 寸。

脾俞穴：在脊柱区，第 11 胸椎棘突下，后正中线旁开 1.5 寸。

膻中穴：在胸部，横平第 4 肋间隙，前正中线上。

天突穴：在颈前区，胸骨上窝中央，前正中线上。

志室穴：在腰区，第 2 腰椎棘突下，后正中线旁开 3 寸处。

膏肓穴：在脊柱区，第 4 胸椎棘突下，后正中线旁开 3 寸。

肺俞穴：在脊柱区，第 3 胸椎棘突下，后正中线旁开 1.5 寸。

小儿腹泻 从调理脾胃着手

辨证治病

实证			虚证
寒泻	热泻	伤食泻	脾虚泻
大便清稀多沫，而且色淡不臭，伴有肠鸣腹痛、面色淡白、口不渴、小便色清、苔白腻、指纹色红	急促而量多，大便稀黏，便味酸臭，或有泡沫，小便黄。常伴腹部胀痛、恶心呕吐、发热、食欲缺乏	腹胀腹痛、便前哭闹、大便酸臭，或见不消化食物、口臭气促、食欲缺乏、夜卧不安	面色发黄、疲倦无力、大便松散不成形或次数多

孩子的脾胃就像冬天刚刚结冰的水面，只有薄薄的一层，很脆弱，承受不住重的东西。这时候，如果突然改变饮食习惯，或吃了太多油腻、生冷或不洁的食物，或因为感冒而过热或受凉，都会伤到脾胃，导致脾胃运化失调，从而引起腹泻。孩子腹泻也有很多类型，过食生冷，或感受风寒后引起的腹泻，中医称之为寒泻；孩子肠胃积热，或外受暑湿引起腹泻，称为热泻；父母喂养不当，或孩子吃得过多引起的腹泻，称为伤食泻；孩子久病久泻，或身体虚弱引起腹泻，称为脾虚泻。当然，类型不同，保健治疗的方法也就不同。

吴老师叮嘱

注意儿童臀部护理，防治尿布疹和臀部感染；按时喂水及口服补液盐。

每天艾灸两三穴

选取膈俞穴、脾俞穴、胃俞穴、大肠俞穴、天枢穴、阴陵泉穴、足三里穴、三阴交穴等，每次任选两三个穴位进行温灸。可直接悬提灸，也可采用隔姜灸。悬提灸时，艾条不要靠皮肤太近；隔姜灸时，姜片要厚点，并选择中等大小的艾炷，谨防烫伤皮肤。此法适合虚证的小儿患者。

选对中药做脐疗

取吴茱萸、苍术、白术各 3 克，丁香、木香各 2 克。将这些药物研细末，与适量的粗盐和在一起，撒在胶布上，贴敷肚脐。每两天换 1 次，可长期坚持。此法适用于肝脾不和、气机不畅的孩子。

也可以将上述药物换为：胡椒粉 1 克，干木瓜、苍术、干姜各 2 克。贴敷的方法不变。此法适合脾虚湿热的孩子。

食疗

小儿腹泻食疗方

1. 绿茶姜丝饮

取绿茶 3 克，干姜丝 5 克，放在水杯中，用开水冲泡，加盖闷 10 分钟代茶饮，时时饮用。本方适合于风寒型小儿腹泻患者。

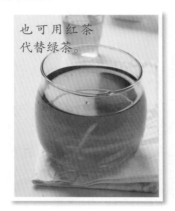

也可用红茶代替绿茶。

2. 陈皮红枣茶

取陈皮 10 克，红枣 6 枚，洗净，放在铁锅内炒焦，然后将二味一起放入茶杯内，用开水闷 10 分钟，饭后代茶饮。本方适合于湿热型小儿腹泻患者。

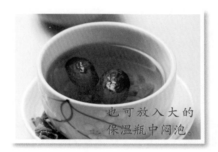

也可放入大的保温瓶中闷泡。

3. 苹果汤

取苹果 1 只，洗净，连皮切碎，加适量清水和少量食盐，煎汤代茶饮。适用于 1 岁以内的儿童，大于 1 岁者，可吃苹果泥。本方适合于伤食型小儿腹泻患者。

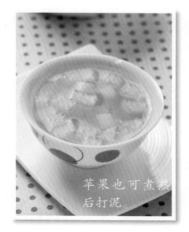

苹果也可煮熟后打泥。

3 款止泻食谱

1. 茯苓山药白术粥

取茯苓、山药各 20 克，白术 15 克，大米 50 克。分别将所有材料洗净，山药去皮、切块。所有材料一起放入锅中，加适量清水，煮粥即可。此粥适合脾虚有湿的小儿腹泻患者。

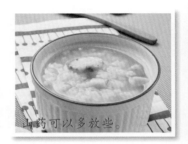

山药可以多放些。

2. 山楂麦芽饮

取山楂、麦芽各 15 克，加适量清水，一起煎煮，以茶代饮。此饮适合伤食型腹泻患者。

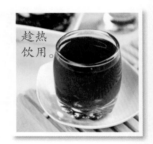

趁热饮用。

3. 葛根山药糊

取葛根粉、山药粉各 15 克，用沸水冲泡，即可服用。此方适合湿热型的小儿腹泻患者。

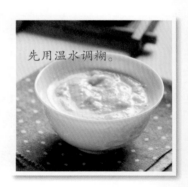

先用温水调糊。

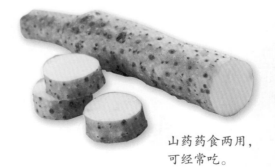

山药药食两用，可经常吃。

按摩

常按脾经、胃经上的穴位

治疗原则：健脾益气、消积化湿、调和肠胃

沿着脾经和胃经的循行部位轻轻推按，并重点按摩三阴交穴、阴陵泉穴、商丘穴、足三里穴等，每个穴位点按一两分钟。久泻的小儿患者，顺着脾经和胃经，从下向上推按；感受邪气的实证患者，逆着脾经和胃经，从上向下推按。

用单手的手指或手掌在腹部轻柔地画圈，圈可以越画越大，先逆时针画一两分钟，再顺时针画一两分钟。画圈的速度不要太快，否则易引起呕吐。此法适合所有腹泻儿童。

用中指指腹揉按小儿的肚脐，时间一两分钟。用中等力度，不轻不重，以感觉到不畅、有一定阻力为度。此法适合所有腹泻儿童。

用中指轻轻地按揉小儿背部尾骨端，尤其是靠近长强穴的部位。力度不宜过重，时间两三分钟，以小儿感到舒服为度。此法适合所有腹泻儿童。

用拇指指腹快速地推按小儿的背部脊骨，从尾骨开始一节一节地向上推按，动作要快，2分钟推按100~300次。此法适合所有腹泻儿童。

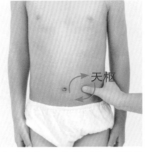
天枢穴：在腹部，横平脐中，前正中线旁开2寸。

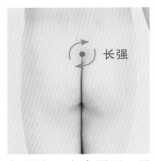
长强穴：在会阴区，尾骨下方，尾骨端与肛门连线的中心处。

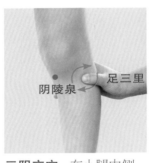
三阴交穴：在小腿内侧，内踝尖上3寸，胫骨内侧缘后际。

阴陵泉穴：在小腿内侧，胫骨内侧髁下缘与胫骨内侧缘之间的凹陷中。

足三里穴：在小腿前外侧，犊鼻穴下3寸，犊鼻穴与解溪穴连线上。

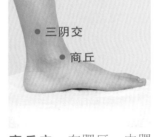
商丘穴：在踝区，内踝前下方，舟骨粗隆与内踝尖连线中点的凹陷中。

大肠俞穴：在脊柱区，第4腰椎棘突下，后正中线旁开1.5寸。
膈俞穴：在脊柱区，第7胸椎棘突下，后正中线旁开1.5寸。
胃俞穴：在脊柱区，第12胸椎棘突下，后正中线旁开1.5寸。
脾俞穴：在脊柱区，第11胸椎棘突下，后正中线旁开1.5寸。

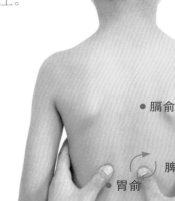

小儿多动症 孩子"多动"需滋阴

辨证治病

肝肾阴虚型	心脾不足型	心肾不足型
冲动任性，不能控制自己，烦躁，容易发怒，动作笨拙，注意力难集中，手脚心热，咽喉干燥，舌质红，舌苔比较少	神思涣散，注意力长期不能集中，活动多而杂乱无章，多动而不暴躁，体形消瘦或者虚胖，言语冒失，做事有头无尾，记忆力差，多有自汗、盗汗的情况，偏食	记忆力差，自控能力差，多动不安，注意力不集中，遗尿，夜间梦多，或者腰酸，血色发暗

中医认为，儿童属于"稚阴稚阳"之体。这里的"阳"相当于我们说的"气"，指的是各脏腑的功能活动；而"阴"则是指体内的精、血、津液等。如果阳气偏旺的话，孩子就活泼好动；阳气偏弱，孩子就会沉静、内敛。

大家知道，小儿体质脆弱，稚阴未长，再加上生机蓬勃，对阴精物质的需求增多，非常容易引起阴虚阳亢的变化，这种变化就是小儿多动症的最主要原因。而且，幼儿期是人一生中肝气初生的时候，少阳之气特别旺盛，中医称为"肝常有余"，孩子性急、烦躁、脾气大。

小儿多动症表现出来就是孩子注意力难以集中，或集中的时间比较短，活动过度，情绪不稳定，冲动任性，常常伴随学习困难，但是智力在正常范围内。

吴老师叮嘱

家长需要对患者进行有效的行为管理和心理教育，避免歧视、体罚或其他粗暴的教育方法。

刮痧 刮痧防治小儿多动症

用面刮法刮拭风池穴、心俞穴、足三里穴、三阴交穴和太冲穴，每穴刮拭 3~5 分钟，力度不可过大，刮至出现痧痕即可。此方法有疏肝理气、调和气血的作用。

每穴刮拭
3~5分钟。

食疗 小儿多动症饮食调理

孩子患了多动症，除进行正确引导和必要的药物治疗外，调理好孩子的饮食十分必要。可多吃些含蛋白质、维生素、卵磷脂及矿物质的食物，如鸡蛋、牛奶、豆制品、动物肝脏、瘦肉等；也可以让孩子多吃些鱿鱼、海带、紫菜等海产品，对改善多动症也有帮助。

4 款补益肝肾食谱

1. 核桃芝麻糊

取核桃、芝麻各 50 克，放入锅中炒熟，冷却后研末。每次取等份的核桃粉和芝麻粉，用开水冲泡。此方能够补益肝肾、健脑益智。此糊适用于肝肾亏虚的小儿患者。

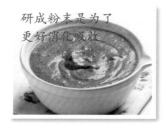

研成粉末是为了更好消化吸收

2. 黑豆龟鳖汤

取乌龟、甲鱼各 1 只，黑豆 50 克。先将黑豆洗净后，浸泡 2 小时。将乌龟和甲鱼宰杀、洗净，与黑豆一起放入砂锅中，加高汤，调味，炖约 2.5 小时即可。此汤有益于补益肝肾，适用于肝肾阴虚的小儿患者。

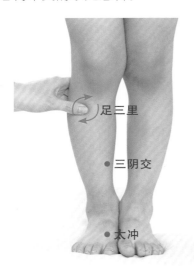

选青仁黑豆。

3. 鹌鹑羊肝汤

取鹌鹑蛋 3 只，新鲜羊肝 50 克。将鹌鹑蛋去壳，羊肝洗净、切块。将两者一起放入砂锅中，加高汤，调味，炖约 40 分钟即可。此汤适用于肝血不足、肝失所养的小儿患者。

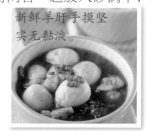

新鲜羊肝手摸坚实无黏液。

4. 百合酸枣银耳羹

取百合 50 克，酸枣 15 克，银耳 25 克，冰糖 5 克。将上述材料洗净，备用。锅中加水，大火烧开后，放入所有材料，慢炖约 10 分钟即可。此汤适用于肝肾阴虚、心火上扰、睡眠欠佳的小儿患者。

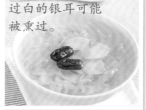

过白的银耳可能被熏过。

按摩 常按心经、肝经、肾经及背腧穴

用拇指指腹沿着心经、肝经、肾经的循行部位，从下向上轻轻推按。这期间，用指按法重点按摩足三里穴、三阴交穴、太冲穴、太溪穴。此法适合心肾不交的小儿患者。

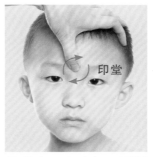

印堂

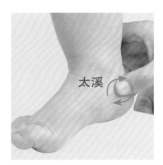

太溪

印堂穴：在头部，两眉毛内侧端中间的凹陷中。

太溪穴：在踝区，内踝尖与跟腱之间的凹陷中。

足三里

三阴交

太冲

足三里穴：在小腿前外侧，犊鼻穴下 3 寸，犊鼻穴与解溪穴连线上。

太冲穴：在足背，第 1、第 2 跖骨间，跖骨底结合部前方凹陷中，或触及动脉搏动处。

三阴交穴：在小腿内侧，内踝尖上 3 寸，胫骨内侧缘后际。

用拇指指腹按压或揉搓两侧的手心和脚心，每次按摩 3~5 分钟，每天按摩 1 次。劳宫穴位于手心，涌泉穴位于脚心，前者属心包经，后者属肾经。常按这两个穴位，可补肾养心。此法适合虚烦不宁的小儿患者。

用拇指指腹以画圈的方式按揉合谷穴、太冲穴，每个穴位两三分钟。力度中等，以耐受为度，左右两侧的穴位交替进行。此法适合气机不畅的小儿患者。

用拇指指腹沿着背部督脉、膀胱经的循行部位，从上向下轻轻推按。重点按摩大椎穴、肺俞穴、心俞穴、肝俞穴、胆俞穴、脾俞穴、胃俞穴、肾俞穴等。每次按摩 5~10 分钟，每天一两次。此法适合脏腑功能失调的小儿患者。

用拇指指腹依次按摩头部的百会穴、印堂穴、前顶穴、后顶穴、脑户穴、风府穴、哑门穴、风池穴等，每天按摩 1 次，每次 5~10 分钟。或者也可以用手指指腹沿着头部经脉推按。此法适合邪扰髓府、神无所依的小儿患者。

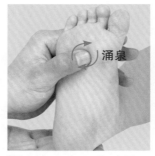
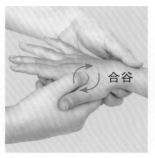

涌泉穴：在足底，屈足蜷趾时足心最凹陷处。

合谷穴：在手背，第2掌骨桡侧的中点处。

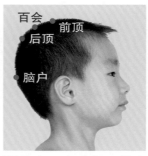
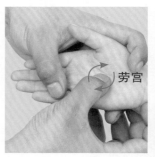

百会穴：在头部，前发际正中直上 5 寸。

后顶穴：在头部，后发际正中直上 5.5 寸。

脑户穴：在头部，枕外隆突的上缘凹陷中。

前顶穴：在头部，前发际正中直上 3.5 寸。

劳宫穴：在掌区，横平第 3 掌指关节近端，第 2、第 3 掌骨之间偏于第 3 掌骨。

风池穴：在颈后区，枕骨之下，胸锁乳突肌上端与斜方肌上端之间的凹陷中。

大椎穴：在脊柱区，第 7 颈椎棘突下凹陷中，后正中线上。

肝俞穴：在脊柱区，第 9 胸椎棘突下，后正中线旁开 1.5 寸。

肾俞穴：在脊柱区，第 2 腰椎棘突下，后正中线旁开 1.5 寸。

肺俞穴：在脊柱区，第 3 胸椎棘突下，后正中线旁开 1.5 寸。

心俞穴：在脊柱区，第 5 胸椎棘突下，后正中线旁开 1.5 寸。

胆俞穴：在脊柱区，第 10 胸椎棘突下，后正中线旁开 1.5 寸。

脾俞穴：在脊柱区，第 11 胸椎棘突下，后正中线旁开 1.5 寸。

胃俞穴：在脊柱区，第 12 胸椎棘突下，后正中线旁开 1.5 寸。

风府穴：在颈后区，枕外隆突直下，两侧斜方肌之间凹陷中。

哑门穴：在颈后区，第 2 颈椎棘突上际凹陷中，后正中线上。

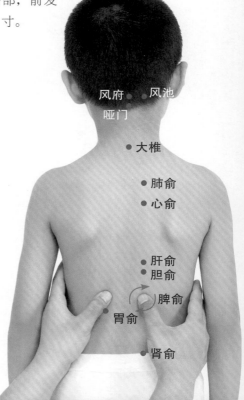

小儿厌食 脾胃之气损伤所致

脾胃薄弱

食欲减退，或拒食，或进食后食物停滞在胃肠道不能消化，常伴有腹胀饱满、腹痛、呕吐，大便腥臭或稀或干

孩子厌食跟脾胃薄弱有很大的关系，吃进的食物运化不了，积滞体内，久而久之，肠胃也跟着出问题，反过来又影响了食欲。这时候，值得父母注意的是，不要总是过分担忧孩子营养不够或不够胖，采用各种方法强迫孩子吃东西，长期如此，孩子会生出逆反心理，开始厌恶饮食，导致食欲低下。

> **吴老师叮嘱**
>
> 孩子不懂得卫生常识，容易感染寄生虫，若虫体繁殖过多，也会伤害脾胃，扰乱正常的消化吸收机能。

贴敷

每天用中药贴敷肚脐 3~5 小时

取山楂、神曲、茯苓各等份，再加少许冰片，一起研末。用伤湿止痛膏依次在大肠俞穴、天枢穴、脾俞穴上做贴敷，每个穴位贴 3~5 分钟。本法适用于脾虚食滞的小儿。

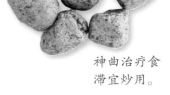

神曲治疗食滞宜炒用。

茯苓内部白色稍带粉红。

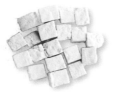

牙病患者不宜食用山楂。

刮痧

在脾经、胃经、膀胱经的循行部位刮痧

手拿刮痧板，从上向下轻轻刮拭脾经、胃经、膀胱经的循行部位。手法一定要轻，且要先涂刮痧油再刮，以免刮伤小孩子的皮肤。每次刮拭 5 分钟即可，隔天进行 1 次。本法适合于脾胃虚弱、小儿疳积者。

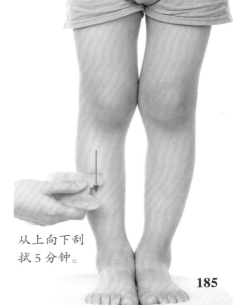

从上向下刮拭 5 分钟。

食疗

治疗小儿厌食食疗方

1. 山楂饼

取山楂 10 克，山药粉、面粉各 50 克。将山楂研末，与山药粉、面粉加清水适量，揉成面团捏成饼，放油锅中煎至两面金黄即成。此饼适用于轻度的脾虚食积型的小儿厌食者。

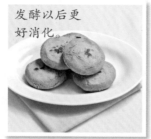

发酵以后更好消化。

2. 鸡内金枣肉馒头

取鸡内金 20 克，枣肉 200 克，面粉 500 克。将鸡内金和枣肉一同研末，加入面粉中。先让面粉发酵，再做馒头吃。此饼适用于脾胃虚弱、食滞的小儿厌食者。

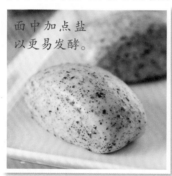

面中加点盐以更易发酵。

3. 茯苓山楂糕

取山楂、茯苓各等份，面粉 500 克。先水煮山楂、茯苓，研碎，再煮 15 分钟，取汁，在汁液中加入面粉煎煮至熟，黏稠后晾凉，即成山楂糕块。此糕适用于一般性的脾胃不足或兼有食滞的小儿厌食者。

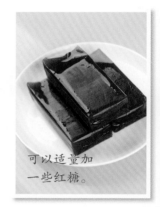

可以适量加一些红糖。

---

3 款开胃食谱

1. 山楂茯苓粥

取山楂 20 克，茯苓 15 克，大米 50 克。将山楂洗净，去核，切片；茯苓洗净，用水煎煮，取汁；大米洗净。将大米、山楂片放入锅中，加入茯苓汁液和适量清水，一起煮粥即可。此粥适用于脾虚食积型的小儿厌食者。

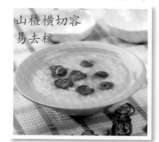

山楂横切容易去核

2. 莱菔子神曲粥

取莱菔子、神曲各 15 克，大米 50 克。将莱菔子和神曲用小纱布袋包好，放在锅中，与大米一起煮粥。最后，取出纱布袋，喝粥即可。此粥适用于饮食积滞型的小儿厌食者。

莱菔子不宜与人参同用。

3. 萝卜蜂蜜饮

取萝卜 200 克，蜂蜜 20 克。将萝卜洗净、切块，加水煎煮 10 分钟后，取汁。在萝卜汁中，加入蜂蜜，即可饮用。此饮适用于口干、腹胀的小儿厌食者。

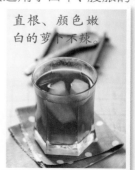

直根、颜色嫩白的萝卜不辣。

常按任脉、胃经上的穴位

治疗原则：调和脾胃

用手指指腹依次按摩中脘穴、下脘穴、腹结穴、天枢穴、大横穴、上巨虚穴、足三里穴、痞根穴等，手法要轻柔，每个穴位按摩两三分钟。此法适合所有的厌食儿童。

按摩

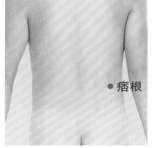

痞根穴： 在腰区，横平第1腰椎棘突下，后正中线旁开3.5寸。

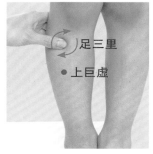

上巨虚穴： 在小腿外侧，犊鼻穴下6寸，犊鼻穴与解溪穴连线上。

足三里穴： 在小腿前外侧，犊鼻穴下3寸，犊鼻穴与解溪穴连线上。

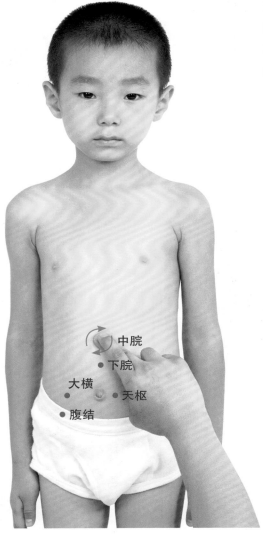

下脘穴： 在上腹部，脐中上2寸，前正中线上。
中脘穴： 在上腹部，脐中上4寸，前正中线上。
腹结穴： 在下腹部，脐中下1.3寸，前正中线旁开4寸。
天枢穴： 在腹部，横平脐中，前正中线旁开2寸。
大横穴： 在腹部，脐中旁开4寸。

这样按耳穴，可增强食欲

用手指指腹依次按摩耳部的脾、胃、三焦、交感、口、小肠、大肠等反射区，力度要轻柔，一天可按摩多次。此法适合所有的厌食儿童。

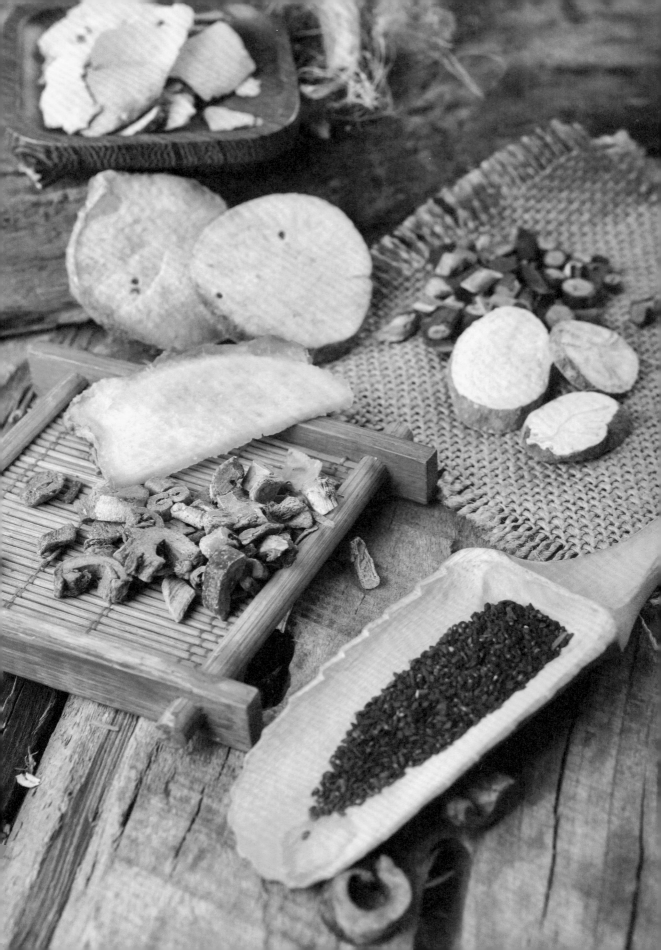

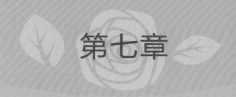

第七章

男人气血虚，
总是力不从心

　　男性天生就属于阳旺的体质，脾阳、肾阳就像一轮红日，照耀着男性一生的成长。古人有句俗语："有阳气则健，无阳气则衰。"所以男性衰老的主要表现就是脾肾阳虚，会出现形寒肢冷、阳痿、遗精、早泄、头晕、眼花、耳鸣等症状。但是，光护卫阳气还不够，如果血液、津液缺少的话，同样会影响男性的生长发育和身体健康。因此说，男性重在补气，但血液调养也不可忽视。

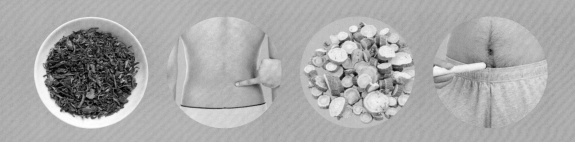

男人一生的气血状况

年龄		生理状态
一八	肾气实，发长齿更	男子到了 8 岁，肾气充实起来，头发开始茂盛，乳齿也更换了
二八	肾气盛，天癸至，精气溢泻，阴阳和，故能有子	16 岁时，肾气旺盛，天癸产生，精气满溢而能外泻，两性交合，就能生育子女
三八	肾气平均，筋骨劲强，故真牙生而长极	24 岁时，肾气充满，筋骨强健有力，真牙生长，牙齿长全
四八	筋骨隆盛，肌肉满壮	32 岁时，筋骨丰隆盛实，肌肉丰满健壮。这个时期的男子不但身体，包括精神状态都是最成熟的时期，也是男子优生的最佳时期
五八	肾气衰，发堕齿槁	40 岁以后，男人开始衰老，头发和牙齿都开始脱落
六八	阳气衰竭于上，面焦，发鬓斑白	48 岁以后，男子有可能出现两鬓斑白，这是少阳气衰的表现
七八	肝气衰，筋不能动，天癸竭，精少，肾藏衰，形体皆极	肝经是绕生殖器而存的一条经脉，肝气衰，男人就会丧失生殖能力。所以，男人在 56 岁时就可能会出现阳痿。"形体皆极"是指形体和内在机能都达到了一个过分疲劳的状态
八八	则齿发去，五藏皆衰，筋骨懈堕，天癸尽矣	64 岁时，人体的收敛和生发全都没有了，开始掉牙齿和头发

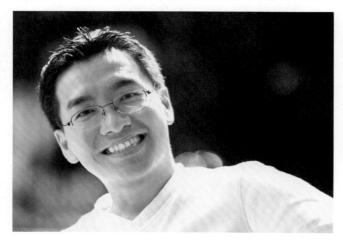

30 多岁男性体力最好，精神饱满，是男性的最佳生育期。

前列腺疾病与下焦湿、热、寒、瘀有关

辨证治病

实证		虚证
痰瘀阻滞	下焦湿热	脾肾两虚
影像上偏大，触诊时偏硬，下腹腰骶部坠痛、刺痛，小便不畅，腹部痞胀不适，舌苔厚腻，舌质暗紫且带瘀斑、瘀点，脉沉滑弦涩	前列腺肿大、压痛明显，甚至有脓液，尿频尿痛明显，小便混浊或微黄，尿道有灼热感，会阴部疼痛、发胀，腹股沟潮湿；伴有下肢酸沉，口气较重，口渴不喜饮，舌质略红、苔黄腻，脉滑数	小便清长、无力，或时有小便失禁，腰膝酸软，或伴有阳痿早泄，四肢欠温，舌质淡、苔白或微腻，脉沉细

　　前列腺炎、前列腺增生等前列腺疾病，是最常见的男科疾病。什么原因呢？中医认为，跟下焦的湿、热、寒、瘀有密切的关系。

　　男性以肾为本，其病位多在下焦，而且湿性黏滞、重浊，不仅会阻碍气机，还易伤阳气。其症状常表现为小便不畅，尿末滴白，下腹、生殖器等部位胀痛等。

　　我们人体内的湿气最容易和热相结合，湿热交蒸是前列腺疾病一个最重要的病机。体内一旦热了，就易灼伤津液，进而壅滞气机。下焦湿热的表现为尿频、尿痛、尿急、小便黄少淋浊、瘙痒、热痛等症状。

　　如果出现小腹胀痛、睾丸坠胀、阴冷、阳痿、早泄、精液清冷等症，说明该疾病是由寒气所致。这些寒是从哪儿来的呢？一方面是气候环境寒冷、过食生冷等外部原因；另一方面，就是由患者本身脾肾两虚引起，脾阳和肾阳不足以温煦身体。

> **吴老师叮嘱**
>
> 　　久站久坐、抑郁、生气等原因，也可能导致气血不畅，进而引发气血淤滞。

　　此外，前列腺疾病跟"瘀"也有关，这样的患者往往会出现局部的疼痛不适，痛处固定、不移，且以胀痛、刺痛为主。

男性经常运动可以活跃气血，预防前列腺疾病。

按摩

常按任脉、脾经、胃经上的穴位

治疗原则：化瘀祛痰、清理湿热、补益脾肾

会阴按摩：患者侧卧在床上，双手按摩会阴部 5~10 分钟。可采用一指禅、揉法、指按法等方法，可自我按摩，也可家人帮忙按摩。此法适合任何类型的前列腺疾病患者。

下腹部和腰骶部按摩：选取中极穴、曲骨穴、冲门穴、气冲穴、秩边穴等，或用手指指腹点按，或用手掌摩抹，每个穴位按摩 3~5 分钟。此法适合任何类型的前列腺疾病患者。

循着脾经、胃经的循行部位推按：实证的患者从下向上按摩，虚证的患者从上向下按摩。重点按摩三阴交穴、阴陵泉穴、蠡沟穴，用拇指指腹依次点按 3~5 分钟。

肝肾亏虚的患者，在前面穴位的基础上，加按脾俞穴、肾俞穴、气海穴；瘀血阻滞的患者，加按血海穴、膈俞穴。每个穴位按摩 3~5 分钟。

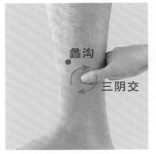

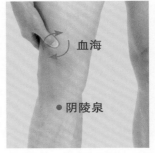

三阴交穴：在小腿内侧，内踝尖上 3 寸，胫骨内侧缘后际。

蠡沟穴：在小腿内侧，内踝尖上 5 寸，胫骨内侧面的中央。

血海穴：在股前区，髌骨内上缘上 2 寸，股四头肌内侧头的隆起处。

阴陵泉穴：在小腿内侧，胫骨内侧髁下缘与胫骨内侧缘之间的凹陷中。

冲门穴：在腹股沟区，腹股沟斜纹中，髂外动脉搏动处的外侧，距耻骨联合中点上缘 3.5 寸。

气海穴：在下腹部，脐中下 1.5 寸，前正中线上。

中极穴：在下腹部，脐中下 4 寸，前正中线上。

曲骨穴：在下腹部，耻骨联合上缘，前正中线上。

气冲穴：在腹股沟区，耻骨联合上缘，前正中线旁开 2 寸，动脉搏动处。

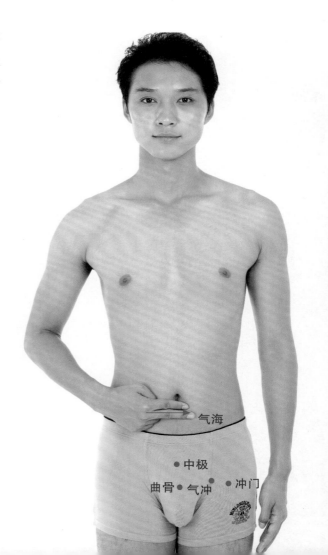

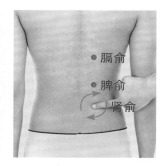

肾俞穴：在脊柱区，第 2 腰椎棘突下，后正中线旁开 1.5 寸。

脾俞穴：在脊柱区，第 11 胸椎棘突下，后正中线旁开 1.5 寸。

膈俞穴：在脊柱区，第 7 胸椎棘突下，后正中线旁开 1.5 寸。

艾灸 每天温灸半小时

前面提到的穴位，除了按摩外，还可以用艾灸法。每次任选 3~5 个穴位，每个穴位灸 5~10 分钟。此法适合虚证患者，伴有明显尿频尿急或有分泌物的患者，采用隔蒜灸效果更好。

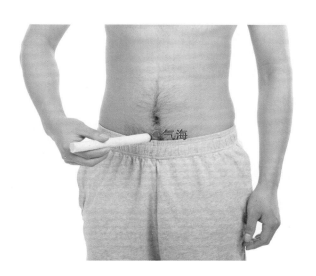

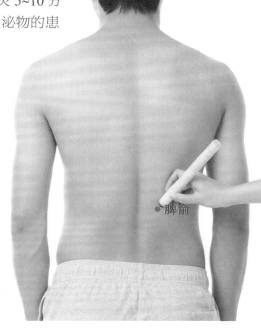

食疗 车前草茶助清热利尿

取车前草 100 克，竹叶心、生甘草各 10 克，黄片糖适量。先将车前草、竹叶心、生甘草放进砂锅内，加适量清水，用中火煮 40 分钟，再放入黄片糖，稍煮片刻即可，常喝可以清热利尿。

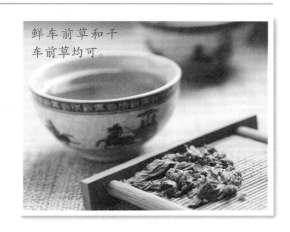

鲜车前草和干车前草均可。

熏洗

中药水煎后熏蒸阴部

取蒲公英、半枝莲、石菖蒲、萹蓄、虎杖、瞿麦、艾叶、土茯苓各 15 克，加适当的清水，煎汤。将药汤倒入盆中，先熏蒸会阴部，再洗，每次约 20 分钟。此方法有活血化瘀、行瘀化湿的作用，适合痰浊阻滞的实证患者。

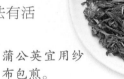

蒲公英宜用纱布包煎。

热水瓶温热阴部

取一块圆形的大海绵，类似坐垫那么大。将正中间剪出一个玻璃瓶形状的凹槽。玻璃瓶中装满热水，将玻璃瓶放入凹槽中，找一块毛巾盖上。患者坐在海绵上，这样会阴部就会有持续不断的温热感，既可以温通经脉，又不耽误工作或学习。此法适合脾肾两虚的患者。

可使用热水袋代替热水瓶。

中药浓煎，用药汁冲洗尿道口

取蒲公英、黄柏、土茯苓、苦参各 25 克，加适量的水，浓煎。冷却以后，用去除针头的一次性注射器，抽取药汁，对尿道口进行冲洗，每天冲洗一两次。此方法适合尿道灼热且有分泌物的患者，能够清热解毒、化湿通淋。

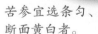

苦参宜选条匀、断面黄白者。

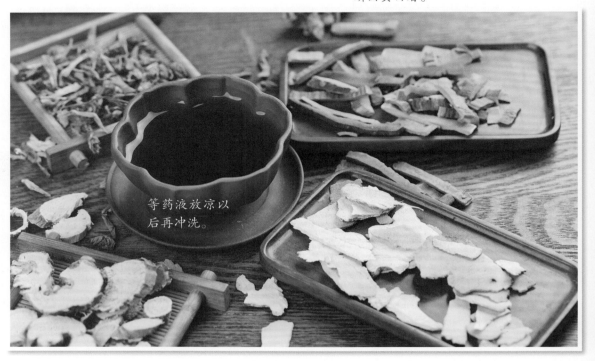

等药液放凉以后再冲洗。

性功能障碍 男性不再"英雄气短"

辨证治病

肝气郁结	下焦湿热	脾肾不足
阳痿、遗精等症状随着情绪波动而变化，伴有胁胀、急躁、易怒、口干、口苦，甚至目睛红彻，外阴有不适，舌质偏红，苔黄腻、干腻，脉弦数	性功能多因喝酒、过食辛辣等原因加重，阴部略有灼热、瘙痒，或伴有胸脘痞闷，肢体困倦，舌偏红、苔黄腻，脉滑数	阳痿、遗精，甚至滑精，伴有腰膝酸软，头晕耳鸣，记忆力减退，舌苔淡薄，微腻，脉沉细

　　一提到性功能障碍，很多人都觉得是肾虚。其实不然，引起性功能障碍的原因很多，肾虚只是其中的一种。它一般表现为腰膝酸软、怕冷、大便溏薄等症，像这样的患者才需要补肾。

　　其实，一大半的患者都是由情志不畅引起。工作压力、精神紧张、情绪抑郁等因素，都会使得肝气郁结，进而使得肝失疏泄。体内的气机不畅，血达不到宗筋，就会引发一系列的性功能障碍。另外，肝经绕阴部而行，肝经瘀阻的话，也会引发性功能障碍。

　　它跟脾的关系也很密切。大家知道，脾是气血生化之源。脾气虚弱了，气血供应不足，宗筋失养、作强无力。思虑过度最伤脾，要尽量避免。

> ### 💡 吴老师叮嘱
>
> 　　很多男性应酬很多，经常肥腻大餐，抽烟喝酒，这些食物最能生湿生热。久而久之，体内湿热就会蕴积下焦，引发各种性功能障碍。

按摩 经常随手按压耳穴

用手指指腹依次按摩耳部的肝、脾、肾、皮质下、交感等反射区，按摩的时间和次数不限，随时随地都可以进行，且多多益善。此法适合任何类型的性功能障碍患者。

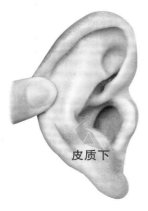

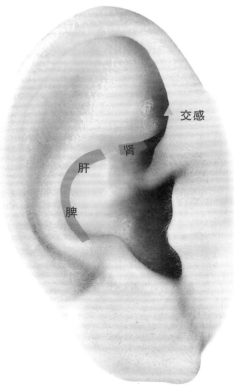

交感

肾

肝

脾

皮质下

常按任脉、肾经穴位及背腧穴

治疗原则：疏肝理气、行气化瘀、补益脾肾

用拇指、食指、中指三指的指腹从内向外按摩腹股沟，力度要轻柔，以舒适为度。反复地按摩 3~5 分钟，以局部微红或微有灼热感为宜。

用双手拇指、食指、中指三指对称地轻轻弹拨或撬动阴茎根部，以患者出现酸胀、温热或舒适为度，每次按摩 3 分钟。

左右手轻握睾丸，进行轻轻地捻转，状如数珠，或者牵拉提托，使之感到微微酸胀或有牵拉舒适感为度。每次按摩 3 分钟左右。

用手指指腹依次按摩太溪穴、涌泉穴，每个穴位按摩 3~5 分钟，左右脚的穴位轮流按摩。长期坚持，能够补肾壮火、培元固本。

用手指指腹依次按摩脾俞穴、肾俞穴、关元穴、气海穴、中极穴，手法要轻柔，可以轻按，也可以轻摩。按摩的时候，四肢的酸胀感会向会阴方向传导、扩散。以上 5 种方法，适合任何类型的性功能障碍患者。

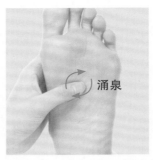

涌泉穴：在足底，屈足蹠趾时足心最凹陷处。

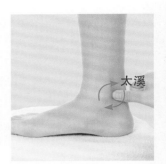

太溪穴：在踝区，内踝尖与跟腱之间的凹陷中。

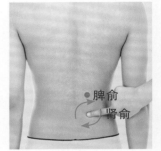

肾俞穴：在脊柱区，第 2 腰椎棘突下，后正中线旁开 1.5 寸。

脾俞穴：在脊柱区，第 11 胸椎棘突下，后正中线旁开 1.5 寸。

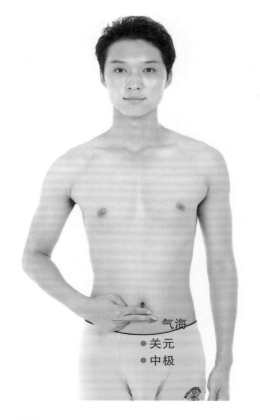

气海穴：在下腹部，脐中下 1.5 寸，前正中线上。

关元穴：在下腹部，脐中下 3 寸，前正中线上。

中极穴：在下腹部，脐中下 4 寸，前正中线上。

采用艾灸疗法，补益脾肾

对于上面提到的穴位，还可以采用艾灸疗法。每次任选 3~5 个穴位，每个穴位灸 5~10 分钟。长期坚持，能够补益脾肾。此法适合脾肾不足的虚证患者。

食疗

6 款补脾益肾食谱

1. 山药薏米粥

取山药、薏米、大米各 50 克，将山药洗净去皮、切块，薏米洗净后浸泡 2 小时，备用。将 3 种材料放入锅中，加水，一起煮粥。此粥适合湿热型的患者。

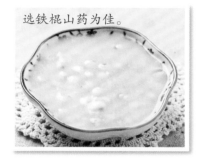

选铁棍山药为佳。

2. 茯苓百合芡实粥

取土茯苓、百合、芡实、大米各 30~50 克，将所有材料洗净后，放入锅中，加水，一起煮粥。此粥适合脾虚型的患者。

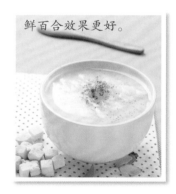

鲜百合效果更好。

3. 山药茯苓藕粉糊

取山药、茯苓、藕粉各等份，用开水冲泡，食用。此糊适合脾虚型的患者。

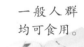

一般人群均可食用。

4. 核桃猪肾羊肉汤

取猪肾 1 对，羊肉 500 克，核桃仁 5 克。先将猪肾切开去肾盏，洗净，羊肉洗净，切块。将猪肾、羊肉和核桃仁共炖至肉烂，调入盐、葱花、花椒面即可。此汤适合肾虚的患者。

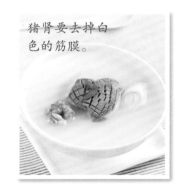

猪肾要去掉白色的筋膜。

5. 枸杞苁蓉汤

取枸杞子、苁蓉各 15 克。将枸杞子、苁蓉洗净后一起放入高汤中，炖约 1 小时，调味即可。此汤适合肾虚的患者。

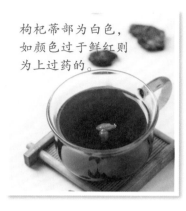

枸杞蒂部为白色，如颜色过于鲜红则为上过药的。

6. 香菇鸡汤

将鸡腿洗净剁成小块，与姜片一起放入砂锅中，加适量清水，烧开。将香菇、红枣放入砂锅中，用小火炖煮。待鸡肉熟烂后，放入盐调味即可。香菇含有丰富的抗氧化物质，鸡肉温和滋补，二者同食，对于提高免疫力、健脾养肾、补养气血有很好的作用。

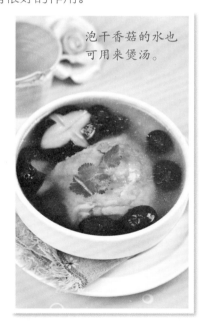

泡干香菇的水也可用来煲汤。

调好肝脾肾，气血充盈防衰老

辨证治病

脾胃虚弱	肝气郁结	肾脏亏虚
精神困倦，四肢软弱，气短懒言，头昏自汗，食欲缺乏，胃脘隐痛，便溏腹泻，舌质淡、苔白，脉缓无力	情志抑郁、急躁易怒、面红目赤、胁肋灼痛、口苦、舌苔黄、脉弦数	形寒肢冷、阳痿、遗精、早泄，伴有头晕、眼花、耳鸣、小便清长、夜尿频多或点滴不下，大便溏薄、五更泻

中医上有这么一种说法，男性的根本在于肝和肾。肝主筋，人的运动能力靠筋，又称为"筋力"。因肝主藏血，又主筋，所以肝为人体运动能力的发源地。男性有没有力气首先与肝相关。另外，肝经循行于阴器附近，所以肝气郁结时，会出现以性功能下降或障碍为主要表现的疾病。

五行当中，肝为木、肾为水，水能生木，因此最根本的还是肾。男性以肾为先天，以精为本。假如肾气渐衰的话，性腺就会逐渐萎缩，就可能出现一些性功能障碍。因此，中医提倡养肾要侧重在养精蓄锐。

脾胃为后天之本，保护好脾胃之气，才能预防各种疾病。另外，脾主肌肉，脾胃好才会有健壮的肌肉。如果脾肾不好，精微物质不能被完全吸收，肌肉就会缺乏光泽、弹性。

> **吴老师叮嘱**
>
> "动则生阳"，适量的运动可以帮助阳气的生长和运转，多晒晒太阳也能补充阳气。

饮食 饮食上要维护好身体的阳气

《黄帝内经》记载："阳气者，若天与日，失其所则折寿而不彰。"可见，阳气是生命活动的动力。男性的强健与否，在很大程度上取决于阳气是否旺盛。因此，男性在饮食上要注意护卫阳气。

过寒凉、过苦、过酸的食物要少吃，因为过度的苦寒会损伤阳气。

避免饮酒、抽烟、喝浓茶等不良习惯，以免损伤脾阳。

要经得住美食诱惑，不要经常胡吃海喝，避免肥甘厚味的食物，因为这些食物很容易使得湿热内生，以致气血淤滞，很可能引发富贵病、糖尿病等疾病。俗话说"穷病及肾"，时间长了，男性的生活质量、性功能都会下降。

要养成良好的饮食习惯。很多男性常常不拘小节，不吃早饭、暴饮暴食等。《黄帝内经》记载："饥饱不节，肠胃受伤。"过酸的食物易损伤牙齿，又因酸性收涩，因此也会影响气血运行。

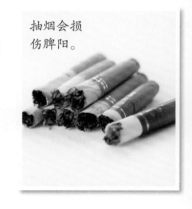

抽烟会损伤脾阳。

按摩

日常的穴位保健法

健运脾胃：选取足三里穴、手三里穴、中脘穴、脾俞穴、胃俞穴、章门穴等，用手指指腹依次按摩，每个穴位按摩3~5分钟。或者用艾条温灸，每个穴位灸5分钟。

疏肝理气：选取期门穴、日月穴、行间穴、肝俞穴、胆俞穴等，用手指指腹依次按摩，按摩的力度可适当加重，每个穴位按摩3~5分钟。

化痰涤浊：用手指指腹依次按摩中脘穴、下脘穴、丰隆穴、膈俞穴、血海穴、三阴交穴等，手法要适当加重，每个穴位按摩3~5分钟。

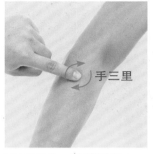

手三里穴：手臂侧面上，肘横纹下2寸。

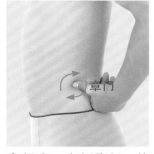

章门穴：在侧腹部，第11肋游离端的下际。

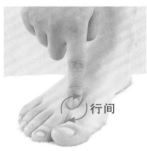

行间穴：在足背，第1、第2趾间，趾蹼缘后方赤白肉际处。

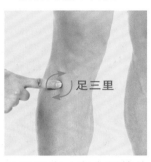

足三里穴：在小腿前外侧，犊鼻穴下3寸，犊鼻穴与解溪穴连线上。

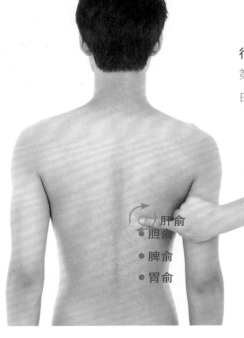

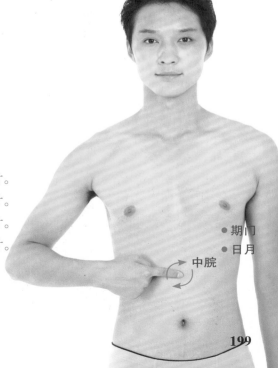

肝俞穴：在脊柱区，第9胸椎棘突下，后正中线旁开1.5寸。

脾俞穴：在脊柱区，第11胸椎棘突下，后正中线旁开1.5寸。

胆俞穴：在脊柱区，第10胸椎棘突下，后正中线旁开1.5寸。

胃俞穴：在脊柱区，第12胸椎棘突下，后正中线旁开1.5寸。

期门穴：在胸部，第6肋间隙，前正中线旁开4寸。

日月穴：在胸部，第7肋间隙，前正中线旁开4寸。

中脘穴：在上腹部，脐中上4寸，前正中线上。

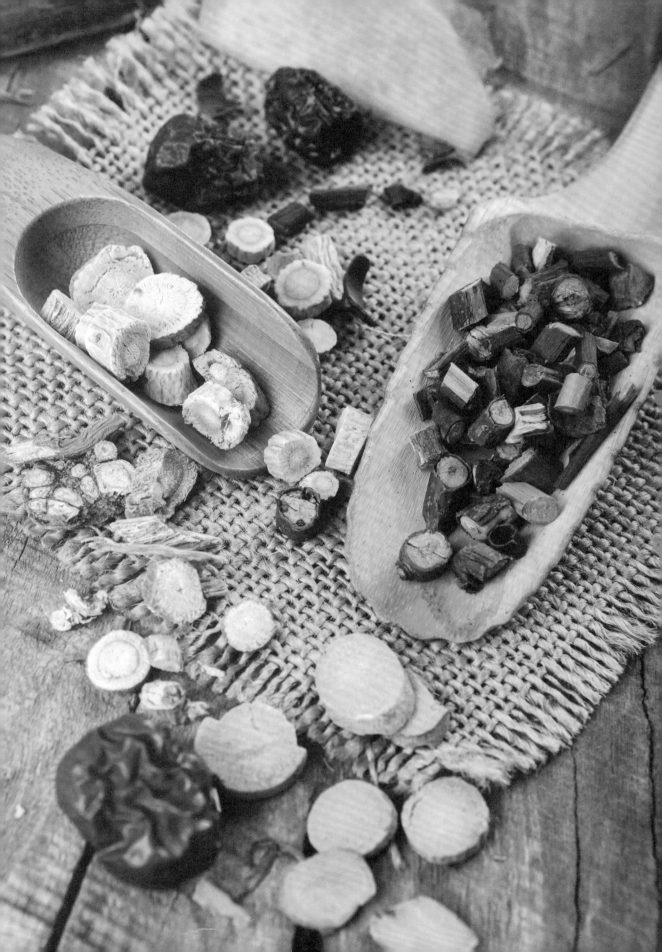

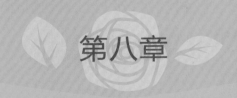

第八章

一年四季，
这样补气血

《黄帝内经》记载："故智者之养生也，必顺四时而适寒暑……如是，则僻邪不至、长生久视。"意思是说懂得养生的人，一定是顺着春夏秋冬四季的时令，适应寒暑不同的气候，这样病邪无从侵袭，才可以延年益寿。

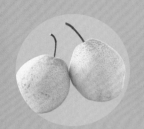
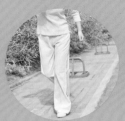
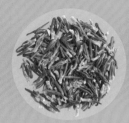
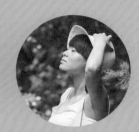

春夏养阳，秋冬养阴

我国古代的阴阳学说涉及方方面面，四季也包括在内，如春夏为阳、秋冬为阴。我们用树木来举个例子，树木到了秋天叶子会落，处于休眠状态，阳气不向上输送，不长叶子了，但在长根，这就是树木的"秋冬养阴"。到了春天、夏天，秋冬季节储存的向内、向下的阴又转化为向上、向外的阳，把能量又向上、向外输送，长出叶子、枝条，并开花、结果，这也就是树木的"春夏养阳"。

同样，我们人体的气血也在随着季节的变化而变化。到了春天、夏天，人体的气血是从内向外走的，也就是中医上说的"阳气"生发的过程，这时候需要格外养护好阳气。到了长夏季节（立秋到秋分的45天时间），人的气血散发得越来越少，它已经饱和了，不再散发了，开始回收了。到了秋天，也像落叶一样，人的气血开始从外向里收。直到冬天，气血就完全收到里面藏起来了。这时候，就需着重养阴。

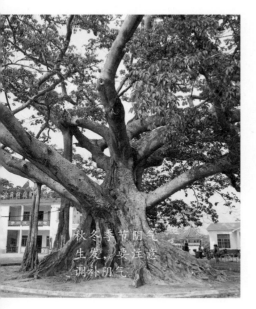

秋冬季节阴气生发，要注意调补阴气。

春夏多按阳经，秋冬多按阴经

中医里讲的十二经络，分别是手太阴肺经、足太阴脾经、手太阳小肠经、足太阳膀胱经、手少阴心经、足少阴肾经、手少阳三焦经、足少阳胆经、手厥阴心包经、足厥阴肝经、手阳明大肠经、足阳明胃经。从这些命名，我们能看出，经络与身体的阴阳也有很大的关系。

举个例子，太阳是阳气最足的，就像中午的阳光，所以太阳经分布在手臂、腿外侧的最外面。少阳比太阳的阳气要弱一些，就像早晨八九点钟的太阳，所以少阳经分布在外侧的中间。阳明又比少阳的阳气要弱，就像黎明初现的阳光，所以阳明经分布在外侧的最靠近身体阴面的部位。

因此，我们就可以利用经络的阴阳平衡来调节身体的气血。春夏季节，是气血生发的时候，大家可以多按摩阳经，或者也可以用手掌或健康槌之类的东西拍打或敲击这些经络的循行部位。到了秋冬，就可以着重按摩一下阴经。

每次按摩10~15分钟。

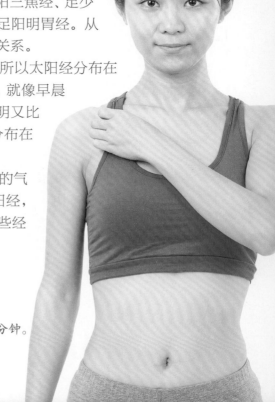

春捂、睡子午觉、食用温热食物等可养护阳气

春天的气候变化非常快，特别是春季中后期温度上升后，也常有冷空气侵袭，如果穿得少，很容易损伤阳气。但是，并不是让大家从头到脚都捂得严严实实的。中医认为，人体的头部及上半身位置属阳，而且阳经多循行于此处，所以上半身阳气较为强，对风寒之邪的抵御能力较强，不是"捂"的重点。而下半身位置属阴，人体的阴经也多循行于此，因此下半身的阳气较为薄弱，对风寒的抵御能力较差，是"捂"的重点。尤其是人的双脚更应捂，因为双脚位于人体最低点，与心脏距离又最远，是阳气最薄弱之处。所以，"春捂"应重点做好双脚和腿部保暖，裤子和袜子不可过早减少，并常用热水烫脚，睡觉时下半身盖厚一点。

晚上子时（23:00~1:00）以后，自然界的阳气最弱，而阴气旺盛；到了午时（11:00~13:00），自然界和人体阳气正盛之时，午时之后人体阳气逐渐衰弱。这两个时段如不注意休息，就会加重阳气的损伤。所以，每天中午都应坚持睡15~20分钟，晚上尽量在11:00前入睡。

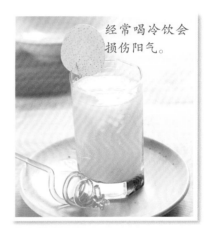

经常喝冷饮会损伤阳气。

日常饮食中多吃温补食物，以既能补阳又不会伤阴为原则。可多吃热性相对平和的桂圆、红枣、红糖、青椒、小米、山药、香菜、荠菜、黄豆芽、茯苓、莲子、胡萝卜、菠菜、油菜等。韭菜、葱、蒜等食物热性较大，不可食用太多，因为吃多了可能伤阴。另外，不可过多地食用过寒、过苦的食物，以免伤阴。

秋冬季节多吃防燥护阴的食物

从气候特点来讲，秋冬性燥，易造成津液不足，所以宜多吃些防燥护阴的食品。芝麻有滋阴润肺之功，故宜在秋冬季多食。除芝麻外，蜂蜜、乳品、甘蔗、香蕉、西红柿、萝卜、菠菜、银耳、百合、鸭肉、梨、柿子等也可滋阴，皆宜常食。

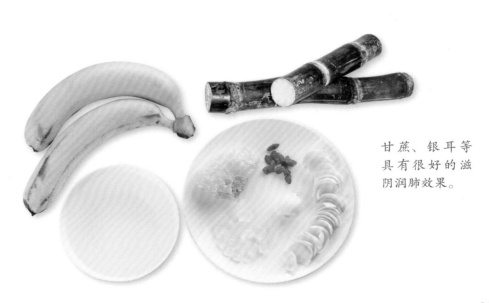

甘蔗、银耳等具有很好的滋阴润肺效果。

春养肝，以充分调动气血

到了春天，人体气血从内脏向四肢调动，而肝是调动气血的重要脏器。所以说，春季和肝气相通。这时候，肝气旺盛而生发，但是如果肝气生发太过或不足，都容易损伤肝脏，因此春季护肝非常重要，此时如果伤了肝气，就会降低适应夏天的能力。

养肝食物有哪些

《素问·藏气法时论》里说："肝主春，且肝苦急，既食甘以缓之，肝欲散，急食辛以散之，用辛补之，酸泻之。"由此可见，春季养肝宜吃辛甘发散之品，且不宜吃酸收之味。五脏与五行关系中，酸味入肝，不利于阳气的生发和肝气的疏泄，因此，要吃柔肝养肝、疏肝理气的食物，如菠菜、韭菜、小白菜、油菜、柿子椒、胡萝卜、西蓝花、菜花、黄豆、芝麻、核桃、花生等。

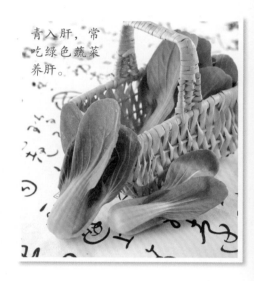
青入肝，常吃绿色蔬菜养肝。

发霉的花生不可食用。

"嘘"字功可明目护肝

"嘘"字功就是一个很重要的明目护肝之法。两脚自然分开站立，采用腹式呼吸，用鼻吸气，用口呼气，吸气时两唇轻合，舌抵上腭，呼气时收腹、提肛，同时发出"嘘"音。这个方法适宜早晚各做一次，天天坚持，练习时音调要柔细匀长，使气呼尽，嘘后调息时要闭目凝神。

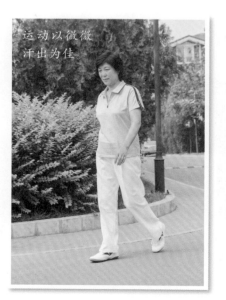
运动以微微汗出为佳。

养肝还需学制怒

人们常用"大动肝火"来形容生气发怒的样子，中医认为，生气易使肝郁气滞而致病。依据春季养肝的重要原则，就是要学会自我调控和驾驭情绪，减少与他人不愉快的纷争，尽量避免情绪过于激动。要学会制怒，尽力做到心平气和、乐观开朗，使肝火熄灭，肝气正常生发、顺调。

春季，还可以开展一些适合时令的户外活动，如散步、踏青、打球、打太极拳等，既能使人体气血通畅，促进吐故纳新，强身健体，又可怡情养肝，达到护肝保健的目的。

夏养心，促进气血运行

夏天，万物繁茂，也是人体新陈代谢最为旺盛的时期。夏天心气旺，人体通过调动心的气血运行来加强生长功能。所以，夏天是养心的最佳时期，此时调养心、治疗心病就比其他时候效果要好得多。然而，夏季心神最易受扰，人容易出现心烦、失眠、汗多、烦躁等症状，所以夏天最要注意养心安神。否则，伤了"心"，秋天就会患呼吸系统方面的疾病，从而降低适应秋天的能力。

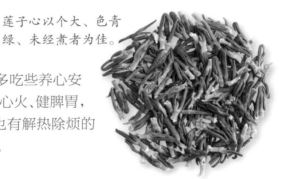

莲子心以个大、色青绿、未经煮者为佳。

多吃养心安神的食物

夏季天热，容易烦躁伤"心"，食欲缺乏，可以多吃些养心安神的食物。例如莲子心，虽然味道比较苦，但善于清心火、健脾胃，直接泡水代茶饮或加大米同煮成粥都可以。乌梅也有解热除烦的作用，夏天的办公室零食可尽量换成冰糖乌梅之类。

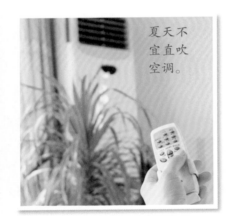

夏天不宜直吹空调。

让身体适当出汗

有句老话，叫作"夏天不热，迟早要得病"。夏天，人的气血都到外面来了，天热出汗，体内代谢的多余物质都随汗液由毛孔排出去了。人在呼吸的同时，身上皮肤的毛孔也在一呼一吸。但是，现在很多人到了夏天，总将空调开得特别大，导致毛孔根本没机会张开，于是身体里面的多余物质也排不出去，到了秋天就可能引发一系列呼吸道疾病。所以，夏季不要频繁地使用空调，长时间开空调后，一定要把窗子打开一点，让室内有些自然风，也让身体适当出出汗。

冬病夏治效果好

对于体质虚寒的朋友来讲，夏天还是一个治病的好时机。中医上称为"冬病夏治"，在夏天对冬季常见的一些比较难治的、具有寒邪特性的慢性疾病进行治疗，效果相当好。"冬病"一般是指那些好发于冬天，或在冬天加重的病变，如慢性支气管炎、支气管哮喘、风湿与类风湿性关节炎、冻疮、慢性腹泻、虚寒性的妇科疾病及肾虚引起的腰痛等，罹患这些疾病的患者都具有脾胃虚寒、肾气亏虚的特点。

因为在冬季，阴气上升，人体容易受到寒邪侵袭，积聚日久导致内寒，在冬天往往难愈，而到夏季，气温升高，人体阳气上升，利用这一有利的时机进行治疗，能最有效地驱风祛寒，调整人体的阴阳平衡，从而达到减轻症状，并预防复发的目的。大家可以按照本书介绍的方法，在夏季进行保健治疗。

秋养肺，以助收敛阴气

秋风一起，人体的气血开始从外面向里面走。秋季养生的原则是"收敛"，也就是保养体内的阴气。所以，在秋季要收气、藏气，以帮助人体五脏尽快进入收养状态，使人体从兴奋、宣发的状态逐渐转向内收、平静的状态，以适应自然界阴气渐生渐旺的规律，从而为来年阳气生发打好基础。

中医认为，肺属金，与秋季相应，秋天肺当旺，所以应利用"肺当旺"的趋势养肺、调肺、治肺病。秋季，人们常感到口干舌燥，容易上火，这些燥象最先影响的就是肺。而肺又是一个很娇气的脏器，它最怕燥，一旦被燥邪所伤就易出现气逆、喘咳、口干鼻干、咳嗽少痰或痰少黏稠等病症。所以，秋天养生原则是养肺生津。

多吃滋阴润燥的食物

在秋季，人们可通过食疗来"除秋燥、养肺阴"，比如，适当多吃梨、荸荠、蜂蜜、银耳、苹果、葡萄、萝卜、莲藕、百合、冰糖、鸭子等滋阴润燥的食物。另外，秋季天干物燥，每天通过皮肤蒸发的水分较多，补水是秋季养肺的重要方法之一。秋季每天分 6~8 次共喝 2000 毫升水，能保障肺和呼吸道的润滑。

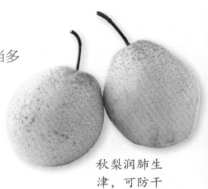

秋梨润肺生津，可防干燥综合征。

皮肤保暖以养肺

皮肤为肺的屏障，寒邪之气易透过皮肤损伤肺，引发感冒、咳嗽、哮喘等呼吸系统疾病，甚至诱发其他脏腑器官疾病。所以要及时关注天气变化，适当地增添衣物，注意饮食调理，平时坚持锻炼身体，养成良好的生活习惯，增强身体抵抗力。

另外，人体每天排便顺畅也可以保证肺气得以宣降。因为大便秘结会导致肺气不降，引发咳嗽、气喘、胸闷等症，所以防治便秘对于养肺也是十分重要的。

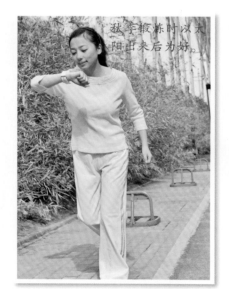

秋季锻炼时以太阳出来后为好。

早卧早起，适度运动

《黄帝内经》说秋季应该"早卧早起，与鸡俱兴"，就是说晚上早点睡，早晨早起，鸡叫了就起床。早睡是为了顺应阴精的收藏，早起则为了阳气得以舒展，同时防止收敛太过。另外，秋高气爽的天气，是锻炼身体的大好时机，不妨跑跑步、爬爬山，做一些耐寒的锻炼，以提高身体的免疫力。

冬养肾，保持"冬眠"状态

冬天，草木凋零，百虫蛰伏，是万物闭藏的季节，人的气血也都藏到里面了。人体各脏器经过一年的辛苦后，逐渐进入休整状态，也就是相对的"冬眠"状态。中医认为，冬季与肾气相通，养生应以养肾为主。

人体衰老与寿命长短在很大程度上取决于肾气的强弱，所以养精保肾一直是传统养生学中的重要观点。冬季养生重要的是养肾防寒助"火力"。人体能量和热量的总来源在于肾，就是人们常说的"火力"。"火力"旺，反映肾脏功能强，生命力也强；反之则生命力弱。

多吃进补食物

冬季为进补的最佳时间有三种说法：一是立冬后至立春前；二是冬至前后；三是三九天。通常认为冬至前后进补最佳。这时候，可以适当多吃些羊肉、核桃、栗子、红薯等热量相对高的食物。

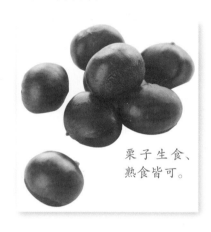

栗子生食、熟食皆可。

身体保三暖

到了冬天，尤其要注意身体的三个部位的保暖：头部、背部、足部。头部暴露受寒冷刺激，血管会收缩，头部肌肉会紧张，易引起头痛、感冒，寒气经口、鼻而入胃肠，甚至会造成胃肠不适等；寒冷的刺激会通过背部的穴位影响局部肌肉或传入内脏，危害健康，引起腰酸背痛，甚至上下肢肌肉及关节、内脏的各种不适；足部受寒，会反射性地引起上呼吸道黏膜内的毛细血管收缩，使得人体抵抗力下降，病毒、细菌乘虚而入，并大量繁殖。

多晒太阳多运动

严寒的冬季，阳气潜藏，阴气旺盛，人体的阴阳消长代谢也处于相对缓慢的水平，所以，冬季精神调养也要着眼于"藏"，即要保持精神安静。此外，有些人一到冬天就会发生情绪抑郁、懒散嗜睡、昏昏沉沉等现象，这种症状主要是寒冷的气候所致。但一味地保暖并不能达到预防效果，正确的方法是多晒太阳。同时，还要加强体育锻炼，尽量避免因植物神经功能失调而引起的紧张、易怒、抑郁等状态。

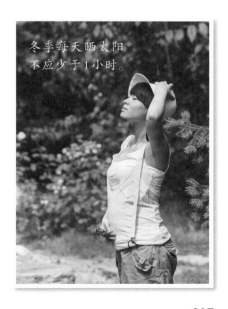

冬季每天晒太阳不应少于1小时。

图书在版编目（CIP）数据

补虚首要补气血 / 吴中朝主编 . -- 南京：江苏凤凰科学
技术出版社，2016.6（2017.1 重印）
（汉竹·健康爱家系列）
ISBN 978-7-5537-6228-9

Ⅰ.①补… Ⅱ.①吴… Ⅲ.①补气（中医）②补血
Ⅳ.① R243 ② R254.2

中国版本图书馆 CIP 数据核字 (2016) 第 054966 号

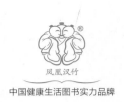

凤凰汉竹

中国健康生活图书实力品牌

补虚首要补气血

主　　　编	吴中朝	
编　　　著	汉　竹	
责 任 编 辑	刘玉锋　张晓凤	
特 邀 编 辑	范佳佳　李姣姣　武梅梅　段亚珍	
责 任 校 对	郝慧华	
责 任 监 制	曹叶平　方　晨	

出 版 发 行	凤凰出版传媒股份有限公司
	江苏凤凰科学技术出版社
出版社地址	南京市湖南路 1 号 A 楼，邮编：210009
出版社网址	http://www.pspress.cn
经　　　销	凤凰出版传媒股份有限公司
印　　　刷	南京精艺印刷有限公司

开　　　本	787 mm×1 092 mm　1/16
印　　　张	13
字　　　数	100 000
版　　　次	2016 年 6 月第 1 版
印　　　次	2017 年 1 月第 2 次印刷

标 准 书 号	ISBN 978-7-5537-6228-9
定　　　价	39.80 元（附赠 标准经络穴位挂图）

图书如有印装质量问题，可向我社出版科调换。